KB273875

불안해지기 전에 읽는
유방 이야기

**불안해지기 전에 읽는
유방 이야기**

초판 1쇄 인쇄 _ 2026년 3월 20일
초판 1쇄 발행 _ 2026년 3월 25일

지은이 _ 지혜 · 정지정

펴낸곳 _ 바이북스
펴낸이 _ 윤옥초
책임 편집 _ 김태윤
책임 디자인 _ 이민영

ISBN _ 979-11-5877-408-0 03510

등록 _ 2005. 7. 12 | 제 313-2005-000148호

서울시 영등포구 선유로49길 23 아이에스비즈타워2차 1005호
편집 02)333-0812 | **마케팅** 02)333-9918 | **팩스** 02)333-9960
이메일 bybooks85@gmail.com
블로그 https://blog.naver.com/bybooks85

책값은 뒤표지에 있습니다.

책으로 독자의 성장을 돕고 아름다운 세상을 만듭니다. — 바이북스

미래를 함께 꿈꿀 작가님의 참신한 아이디어나 원고를 기다립니다.
이메일로 접수한 원고는 검토 후 연락드리겠습니다.

불안해지기 전에 읽는 유방 이야기

지혜·정지정 지음

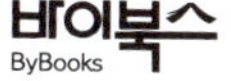

냉철한 의술과 따뜻한 마음을 겸비한,
두 젊은 명의가 전하는 가슴 이야기

● **한원식** 서울대학교병원 유방외과 교수

서울대병원 유방외과의 젊은 명의 정지정 교수는 늘 환자의 마음을 먼저 헤아리는 의사였습니다. 외과의사로서의 최고의 전문성을 갖추었을 뿐 아니라, 환자의 불안까지 보듬을 줄 아는 참된 의사로 성장한 저의 제자가 유방영상 전문의이신 지혜 원장님과 함께 뜻깊은 책을 펴냈다는 소식에 반가움과 대견함이 앞섭니다.

진료 현장에서 마주하는 여성들의 고민은 단순히 '암'에만 국한되지 않습니다. 사춘기 딸의 가슴 변화부터 수유기의 고충, 가슴 성형에 대한 호기심, 그리고 유방암이라는 큰 파도까지 그 스펙트럼이 매우 넓습니다. 이 책은 그 모든 궁금증에 대해 마치 진료실에서 마주 앉아 이야기하듯 다정하고 명쾌하게 답을 주고 있습니다.

특히 인터넷에 떠도는 검증되지 않은 정보들로 불안해하는 환자들에게, 이 책은 가장 정확하고 든든한 '나침반'이 되어줄 것입니다. 두 저자가 쏟아부은 열정과 진심이 이 책을 읽는 모든 독자들의 가슴에 따뜻한 위로와 건강한 지혜로 닿기를 바랍니다. 청출어람의 실력으로 환자 곁을 지키는 두 분에게 아낌없는 박수를 보냅니다.

● **조나리야** 서울대학교병원 유방영상의학과 교수

이 책은 초음파 진료 현장에서 여성들이 가장 많이 궁금해하는 질문에, 친구처럼 따뜻하면서도 전문적인 언어로 답해 주는 안내서입니다.

유방암 검사와 BI-RADS 분류, 다양한 유방 질환에 대한 의학적 설명은 물론, 임신 출산 중 가슴의 변화, 보습제의 종류, 음식·운동과 유방암의 연관성, 가슴 성형에 대한 이해까지 폭넓게 다룹니다.

특히 궁금한 점을 문답 형식으로 정리해 가려운 곳을 시원하게 긁어주듯 답을 제시하는 구성 덕분에, 어려운 의학 정보도 자연스럽게 이해할 수 있습니다. 무엇보다 내용이 재미있고 흡인력 있어, 한번 펼치면 끝까지 단숨에 읽히는 책입니다.

저자 지혜 선생님의 풍부한 임상 경험과 환자를 향한 세심한 배려가 책 전반에 고스란히 스며 있습니다.

이 책은 환자와 보호자뿐 아니라 의료 현장에서 유방 질환을 다루는 모든 이들에게 명확한 길잡이와 실질적인 도움이 될 것입니다.

많은 여성분들의 유방건강을 지키는 든든한 동반자

● **장정민** 서울대학교병원 유방영상의학과 교수

오늘도 초음파 대기실에서 차례를 기다리는 많은 여성분들은, 대부분 큰 문제가 아닐 가능성이 높음에도 불구하고 지금 느끼는 증상이 혹시 유방암과 관련된 것은 아닐까 걱정과 불안 속에서 마음을 졸이고 계십니다. 검사 도중에도 제 눈빛을 살피고, 제가 손을 잠시 멈출 때마다 무슨 이상이 발견된 것은 아닌지 불안한 표정으로 저를 바라보시곤 합니다.

이 책은 유방 건강에 관한 다양한 질문들에 대한 전문적인 대답을 누구나 이해할 수 있는 언어로 차분하게 설명해 주고 있습니다. 진료실과 검사실에서 미처 충분히 전해드리지 못했던 이야기들을, 사랑하는 제자인 지혜 원장님과 정지정 교수님이 따뜻한 마음과 세심한 시선으로 한 권의 책에 정성스럽게 담아낸 것이 참으로 기쁘고 자랑스럽습니다.

이 책이 많은 여성분들에게 올바른 지식과 마음의 안정을 전하는 작은 위로가 되기를, 그리고 유방 건강을 지키는 든든한 동반자로 오래 함께해 주기를 진심으로 바랍니다.

진료실에서든 일상에서든, 가슴 이야기를 꺼내는 순간에는 늘 설렘과 걱정이 함께합니다. "혹이 만져져요", "찌릿찌릿 아픈데 괜찮을까요?" 같은 질문 뒤에는 단순한 불편함을 넘어, 알 수 없는 것에 대한 막연한 두려움이 숨어 있습니다. 저는 그 두려움의 많은 부분이 '모르기 때문'이라는 사실을 알게 되었습니다.

유방은 단순한 장기가 아닙니다. 사춘기 소녀가 처음 느끼는 변화의 순간, 아이에게 생명을 나누는 수유의 시간, 그리고 세월과 함께 변화하는 몸의 이야기까지. 유방은 우리 삶의 모든 계절과 함께 숨 쉬며, 여성으로서의 정체성과 모성, 그리고 사랑하는 이들과의 관계 속에 깊이 새겨져 있습니다.

아이를 품에 안고 첫 수유를 하던 날을 기억하시나요? 작은 입술이 닿는 순간, 그 따스함과 경이로움. 유방은 생명을 키우고, 세대를 이어가며, 때로는 우리 자신을 돌아보게 하는 거울이기도 합니다.

그래서 이 책은 유방암에만 국한하지 않습니다. 유방의 구조와 기능, 사춘기 딸과 나눌 이야기, 임신과 수유 중 겪는 변화, 폐경기의 새로운 시작, 흔히 접하는 양성 질환과 검사법, 그리고 건강한 유방을 위한 생활 습관까지. 나 자신을 위해서, 그리고 내가 사랑하는 딸과 어머니를 위해서 알아야 할 모든 것을 담고자 했습니다.

유방과 관련된 용어는 낯설 수 있습니다. 유방 촬영술, 섬유선종, 상피내암 같은 단어들은 생소하지만 내 몸을 이해하는 중요한 열쇠입니다. 그래서 최대한 쉽게, 마치 진료실에서 마주 앉아 이야기하듯 풀어내려 했습니다. 이 책은 최신 의학적 근거를 바탕으로 하지만, 딱딱한 논문이 아니라 엄마가 딸에게, 친구가 친구에게 건네는 따뜻한 언어로 썼습니다. 필요한 장부터, 마음 가는 대로 읽으셔도 좋습니다. 단 한 문장이라도 당신의 궁금증과 마음의 무게를 덜어낸다면 충분합니다.

정보가 넘쳐나는 시대일수록 확인되지 않은 말들이 불안을 키웁니다. 그래서 기본으로 돌아가고자 합니다. 유방은 어떻게 작동하는가, 무엇이 정상이고 무엇이 경고 신호인가, 언제 검사를 받고 누구에게 무엇을 물어야 하는가. 그 답을 하나씩 찾다 보면 불안은 가라앉고 길이 보입니다. 이 책이 당신과 당신이 사랑하는 이들에게 그 길을 비추는 작은 불빛이 되길 바랍니다.

이 책을 펼친 당신이 누구든—엄마이든, 딸이든, 혹은 그 곁을 지키는 사람이든— 저는 응원하고 싶습니다. 유방은 우리 몸의 변화와 삶의 이야기를 함께 품고 있는 존재입니다. 그 어느 시기든, 어떤 모습이든, 자신의 가슴을 이해하고 다정하게 바라볼 수 있기를 바랍니다.

이 책이 당신이 스스로를 더 잘 아끼고, 사랑하는 사람의 건강을 지켜주는 데 작은 길잡이가 되길 바라며, 당신의 가슴이 삶의 힘과 아름다움의 상징으로 기억되기를 진심으로 바랍니다.

차례

Part 4 진단 가슴에 나타나는 양성 질환들

가슴에 흔히 나타나는 양성 질환들 122

Part 6 가슴 성형에 대해 궁금해요

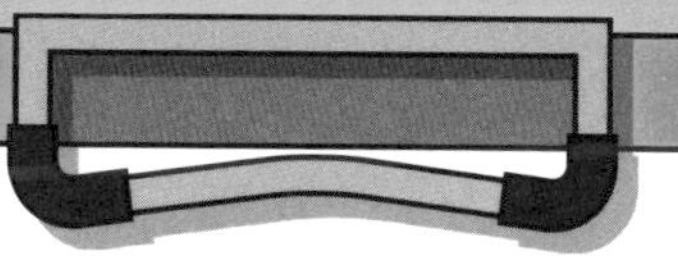

당신은
가슴에 대해
얼마나 알고
있나요?

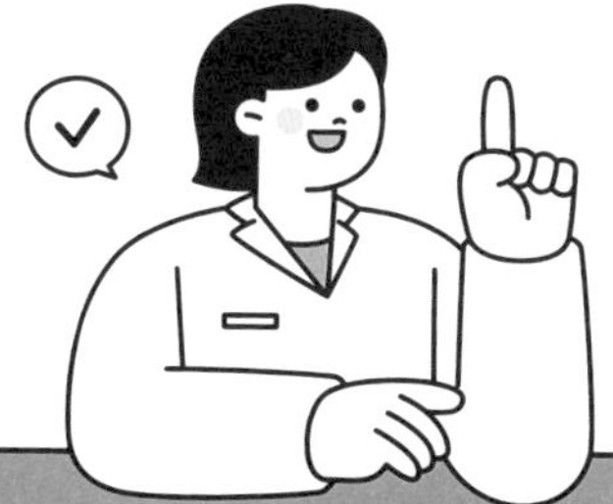

잘못 알고 있어서
생기는 오해들

멍울이 만져져요!

김미영 씨(32세)는 한밤중 샤워를 하다가 오른쪽 가슴에서 작은 멍울을 발견했다. 그 순간부터 잠이 오지 않았다. 인터넷을 뒤져가며 '가슴 멍울'을 검색하자 무서운 이야기들만 가득했다. 새벽 3시, 그녀는 가족들을 깨우며 눈물을 흘렸다.

"의사선생님, 저 암인가요?"

진료실에 들어서자마자 던진 첫 마디였다. 하지만 검진 결과는 단순한 양성 결절이었다. 생리 주기와 관련된 자연스러운 변화였다.

"유방에서 만져지는 멍울의 90% 이상은 양성입니다. 특

불안해지기 전에 읽는 유방 이야기

히 젊은 여성의 경우 호르몬 변화로 인한 자연스러운 현상인 경우가 대부분이에요."

의사는 차근차근 설명하며 그녀의 어깨를 두드려주었다. 그제서야 미영 씨는 며칠 만에 처음으로 안도의 한숨을 내쉬었다.

엄마가 유방암이었어요

박지은 씨(28세)는 어머니가 50대에 유방암 진단을 받은 후 매인이 불안했나. 서울을 볼 때마다, 옷을 갈아입을 때마다 혹시 모를 변화를 찾았다. 6개월마다 병원을 찾아와 검진을 요청했다.

"선생님, 저도 나중에 엄마처럼 될까요?"

그녀의 목소리에는 깊은 두려움이 배어있었다.

의사는 고개를 저었다.

"가족력이 있다고 해서 반드시 유방암에 걸리는 것은 아닙니다. 유전적 요인은 전체 유방암의 5~10%에 불과해요."

그러면서 그는 더 중요한 것을 강조했다.

"오히려 정기적인 검진과 건강한 생활습관이 훨씬 더 큰 영향을 미칩니다. 지은 씨처럼 관심을 갖고 관리하는 것 자체가 가장 좋은 예방법이에요."

가슴이 작아서 다행이에요

최수진 씨(45세)는 친구들 사이에서 들은 이야기를 굳게 믿고 있었다. "가슴이 작으면 유방암 위험이 낮다"는 것이었다. 그래서 지금까지 한 번도 유방암 검진을 받지 않았다고 당당히 말했다.

"제 가슴은 작으니까 괜찮죠?"

하지만 의사의 대답은 예상과 달랐다.

"유방의 크기와 암 발생률은 전혀 관계가 없습니다. 작은 유방에서도, 큰 유방에서도 암은 동일하게 발생할 수 있어요."

의사는 웃으며 덧붙였다.

"오히려 작은 유방은 자가검진에서 이상을 더 쉽게 발견할 수 있다는 장점이 있습니다."

수진 씨는 그날 생전 처음으로 유방 초음파 검사를 받았다. 다행히 모든 것이 정상이었지만, 그녀는 "앞으로는 정기적으로 검진을 받겠다"고 다짐했다.

생리 전만 되면 아파요

이한나 씨(26세)는 매달 생리 전 3~4일 동안 심한 가슴 통증을 겪었다. 특히 최근 들어 통증이 심해지자 '혹시 뭔가 문제가 있나?' 하는 생각에 병원을 찾았다.

"이렇게 아픈 게 정상인가요? 친구들은 괜찮다던데…"

그녀는 불안한 표정으로 질문했다.

의사는 미소를 지으며 답했다.

"생리 전 유방 통증과 팽만감은 80%의 여성이 경험하는 매우 정상적인 현상입니다. 호르몬 변화로 인해 유선조직이 부풀어 오르면서 생기는 거예요."

그러면서 그는 실용적인 조언도 덧붙였다.

"브래지어를 잘 맞는 걸로 착용하고, 카페인을 줄이면 통증이 많이 완화될 거예요."

20대는 아직 괜찮죠?

정민아 씨(24세)는 회사 건강검진에서 유방 초음파를 권유받았지만 거절했다. '아직 젊으니까 괜찮다'는 생각 때문이었다. 하지만 언니의 강력한 권유로 뒤늦게 병원을 찾았다.

"20대도 검진이 필요한가요? 너무 이른 것 같은데…"

의사는 진지한 표정으로 대답했다.

"평균적인 위험을 가진 여성이라면 20대와 30대에는 정기적인 유방암 검진이 권고되지는 않아요. 이 나이대의 유방암은 여전히 드물고, 검사로 얻는 이득이 크지 않기 때문입니다. 하지만 스스로 만져보는 습관은 20대부터 시작하는 것이 좋고, 혹시라도 멍울이나 변화가 느껴지면 바로 검사를 받아야 해요. 그리고 40세가 되면 국가검진을 포함한 정기 유방 촬영술을 시작하는 것이 표준 권고입니다."

의사는 말을 이어갔다

"단, 가족력이 있거나 유전성 위험이 의심된다면 검진 시기를 앞당길 수 있어요. 보통 가족 중 가장 젊은 유방암 환자보다 약 10년 먼저, 혹은 25~30세 전후부터 검진을 시작하기도 합니다."

민아 씨는 그날 처음으로 자가검진 방법을 배웠다.

"이렇게 간단한 건데 왜 몰랐을까요?"

그녀의 말에 의사는 고개를 끄덕였다.

"많은 젊은 여성들이 똑같이 생각해요. 하지만 이제 알았으니까 괜찮습니다."

진료실을 나서며

이런 이야기들은 유방클리닉에서 매일 반복되는 일상이다. 여성들의 걱정과 불안은 대부분 잘못된 정보에서 시작된다. 하지만 정확한 설명을 듣고 나면 모두들 안도의 표정을 짓는다.

진료실을 나서는 그녀들의 얼굴은 들어올 때와는 확연히 다르다. 걱정으로 찌푸렸던 이마가 펴지고, 불안으로 떨리던 목소리가 차분해진다.

"아, 그렇구나."

"이제 알겠어요."

"정말 다행이에요."

이런 말들을 내뱉으며 한결 표정이 편해진다.

중요한 것은 막연한 두려움이 아니라 올바른 지식이다. 인터넷의 무서운 이야기들보다는 전문의의 정확한 설명이다. 그리고 무엇보다, 자신의 몸에 대한 관심과 사랑이다.

"걱정하지 말고, 관심을 가지세요."

이것이 클리닉에서 만난 모든 여성들에게 전하고 싶은 메시지다. 유방건강은 두려움의 대상이 아니라 관리의 대상이다. 그리고 그 관리는 정확한 정보에서 시작된다.

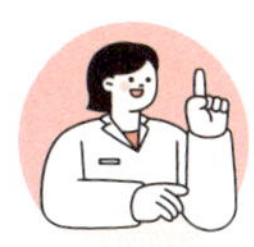

복잡하고 세심한 우리 가슴

가슴은 여성에게 있어 중요한 신체 부위로, 가슴의 기본 해부학을 이해하는 것은 건강한 삶을 유지하는 데 매우 중요하다. 겉으로 보이는 가슴은 크게 유두와 유방 두 부분으로 나누어진다. 하지만 실제 유방은 그리 단순하지 않다.

혹시 초음파로 유방 검사를 할 때 가슴이 어떻게 보이는지 궁금증을 가지셨던 적이 있는가? 초음파 영상에서 나타나는 가슴은 여러 층으로 이루어진 복잡한 구조를 가지고 있다. 각각의 음영은 전유방 지방, 유방 실질, 후유방 지방, 근육, 늑골이다.

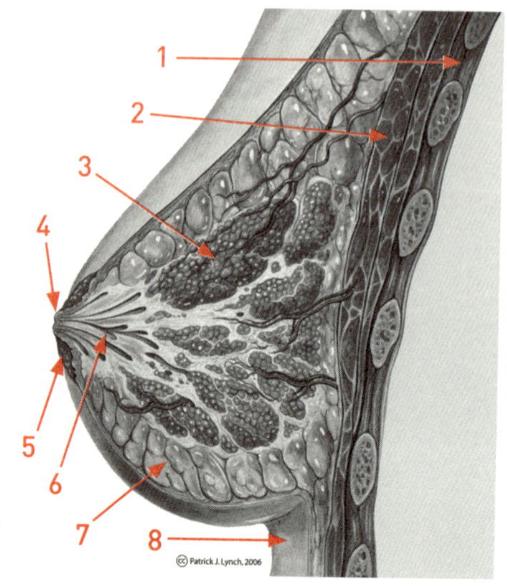

유방 단면도

유두 – 유륜 복합체Nipple-Areolar Complex

유두–유륜 복합체는 유방의 중앙부에 위치해 외부로 돌출된 부분이다. 유두와 이를 둘러싼 유륜으로 이루어져 있으며, 젖을 분비하는 출구로서 수유에 중요한 역할을 한다. 유륜에는 작은 돌기처럼 보이는 몽고메리 결절이 분포하는데, 이 안에는 피지선기름샘이 들어 있다. 이 피지선에서 분비되는 기름진 물질은 유두를 보호하고 윤활시켜, 모유 수유 시 자극과 손상을 줄이는 데 도움을 준다.

불안해지기 전에 읽는 유방 이야기

피부 바로 아래쪽에 보이는 지방층으로 가슴의 가장 바깥쪽 층이다. 지방조직으로 이루어져 있어 유방의 형태와 크기를 결정하는 데 중요한 역할을 하고, 유방을 보호하고 외부 충격이 있을 때 충격을 완충하는 작용을 한다.

유방 실질Breast Parenchyma

우리가 흔히 '유방'이라 부르는 부분으로, 전유방 지방 바로 아래에 위치한다. 유방 실질은 여성 호르몬의 영향을 받아 발달하며 젖을 생성하고 분비한다. 유선젖샘 조직과 유관젖샘관으로 구성되는데, 유선은 젖을 생성하는 부위이고, 유관은 젖을 젖꼭지로 운반하는 역할을 한다.

조금 더 자세히 설명하자면, 유선조직은 유방의 주요 기능적 단위로, 젖을 생산하는 세포들이 모여 있는 구조이다. 각 유선은 여러 개의 유선소엽lobule으로 나뉘며, 각 소엽은 유선을 이루는 여러 개의 유선소엽접acini으로 구성된다. 유선의 크기와 기능은 호르몬에 의해 조절되는데, 특히, 에스트로겐과 프로게스테론, 프로락틴, 옥시토신 호르몬은 유선의 발달과 기능에 중요한 역할을 한다.

유관은 유선을 통해 모유를 유두로 운반하는 역할을 하는 관이다. 유관은 유선에서 유두까지의 경로를 따라 여러 개로 나뉘어 있는데, 시계에 시계바늘이 있듯, 유방 내 유관이 있고, 그 중심에 유두가 있다.

후유방 지방_{Postmammary Fat}

유방 실질 아래쪽에 위치하며 유방조직과 흉벽 사이에 있는 지방 조직이다. 유방조직을 지지하고 유방의 위치를 유지하며 충격을 완충하는 역할을 한다.

근육_{Muscle}, 늑골_{Rib}

근육은 주로 대흉근과 소흉근으로 이루어져 있다. 대흉근은 유방의 바로 뒤에 있는 커다란 근육이다. 이 근육은 팔을 들어 올리거나, 팔을 앞쪽으로 뻗는 동작을 할 때 중요한 역할을 한다. 소흉근은 대흉근보다 더 작은 근육으로, 대흉근 아래에 위치한다.

가슴 초음파의 해부학에 대해 살펴보았다. 이해하기 어려운 부분도 있었을 테지만, 대략적으로 이해하셨기를 바란다. 궁금증을 갖는 것은 건강을 지키는 첫걸음이다. 자신의 몸을 이해하려는 노력이야말로 진정한 건강 관리의 시작이니까.

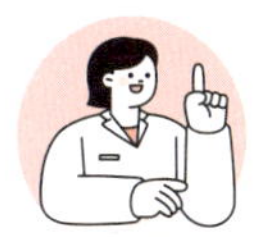

여성 가슴 통증의 원인

"가슴이 한 번씩 쿡쿡 쑤시고 찌릿찌릿 아파요. 나쁜 걸까요?"

가슴 통증 또는 유방 통증은 많은 여성들이 흔히 경험하는 증상으로, 유방이나 그 주변에서 느껴지는 통증을 말한다. 이 통증은 생리주기와 관련이 있을 수 있고, 그렇지 않을 수도 있다. 가슴 통증은 크게 주기적 유방 통증과 비주기적 유방 통증으로 나뉜다.

주기적 유방통Cyclic Mastalgia

주기적 유방통은 호르몬 변화와 밀접하게 관련이 있다. 특히 에스트로겐과 프로게스테론의 수치 변화가 주요 원인으로 작용한다. 월경 주기의 배란 후 프로게스테론이 증가하면서 유방 조직을 자극해 부종과 압통을 유발하고, 에스트로겐은 유관과 지방조직을 발달시켜 전반적인 민감함을 만든다. 이 두 호르몬의 변화가 함께 작용해 주기적인 유방통을 일으키며, 생리가 시작되면 호르몬 수치가 급격히 떨어지면서 통증도 자연스럽게 가라앉는다.

주기적 유방통은 보통 양쪽 유방에 나타나며, 위쪽과 바깥쪽에 통증이 생기는 경우가 많다. 압박감이나 욱신거림처럼 다양하게 나타날 수 있으며, 유방이 부풀거나 민감해지는 경우도 흔하다.

이러한 주기적 유방통은 호르몬 치료, 임신, 수유, 폐경 등과 연관된 호르몬 변화에 의해 영향을 받을 수 있다. 이 통증은 주로 가임기 여성에게 나타나며 폐경 후에는 일반적으로 사라진다.

비주기적 유방통Non-Cyclic Mastalgia

비주기적 유방통은 호르몬 변화와 상관없이 생기는 통증으로, 보통 한쪽 유방에 국한되어 나타나는 경우가 많다. 특히 폐경을 앞두거나 폐경기에 들어선 여성들에게서 이런 통증이 흔히 나타난다. 이 시기에는 에스트로겐과 프로게스테론 수치가 들쭉날쭉하게 오르내리다가 점차 감소하는데, 이런 급격한 호르몬 변화가 유방 조직에 영향을 미쳐 통증을 유발하기도 한다. 통증은 간헐적으로 나타나기도 하고 계속 이어지기도 하지만, 다행히 시간이 지나면 서서히 줄어드는 경우가 많다.

또한 스트레스, 카페인 섭취, 특정 약물도 비주기적 유방통을 일으키는 요인으로 알려져 있으니, 유방통이 있다면 평소보다 조금 더 신경 써서 살펴보자.

다만, 이러한 통증이 지속된다면 검사를 받아보는 것을 추천한다. 드물지만 염증이나 혈관·근육 문제, 혹은 종양 같은 내부 원인일 수도 있으며, 통증으로 검사했다 유방 종괴를 찾는 경우도 종종 있다.

체외 유방통 Extramammary Pain

체외 유방통은 실제로는 유방 외부에서 발생하는 통증이지만, 유방에서 시작하는 것처럼 느껴질 수 있다. 이는 가슴벽의 늑연골염, 위식도 역류 질환의 상복부 통증, 또는 담낭과 위 질환으로 인한 통증과 같이 다른 부위에서 발생한 통증이 유방으로 착각되어 느껴지는 현상이다. 체외 유방통을 진단하기 위해서는 다른 가능한 원인들을 철저히 조사하고 적절한 치료를 진행해야 한다.

유방통 완화 방법

가슴 통증을 관리하고 완화하기 위해서는 여러 가지 방법을 고려할 수 있다. 통증이 심할 때는 진통제(예: 이부프로펜, 아세트아미노펜)를 복용해 통증과 염증을 줄일 수 있다.

필요한 경우에는 호르몬 조절 약물을 단기간 사용할 수도 있다. 예를 들어 다나졸은 에스트로겐 생성을 억제해 유방의 긴장과 부종을 줄이고, 타목시펜은 유방 내 에스트로겐 작용을 차단해 통증을 완화한다. 이런 약물은 효과가 확실하지만, 부작용 가능성이 있어 반드시 전문의의 처방과 모니터링이 필요하다.

보조요법으로는 달맞이꽃종자유나 감마리놀렌산 같은 보충제를 사용한다. 이들은 유방 내 염증 반응을 완화하고 호르몬 균형을 조절하는 데 도움을 줄 수 있다고 알려져 있다. 다만 개인에 따라 효과가 다르고, 약물과의 상호작용이 있을 수 있으므로 장기간 복용 전에는 의사와 상담하는 것이 좋다.

생활습관을 조절하는 것도 중요하다. 통증악화 요인으로 알려진 카페인 섭취를 줄이고, 규칙적인 운동과 스트레스 완화 활동을 꾸준히 하는 것이 도움이 된다. 특히 생리주기와 관련된 주기성 통증은 호르몬의 영향이 크므로, 일정한 수면과 규칙적인 생활을 유지하는 것이 통증 조절에 도움이 된다.

유방 통증으로 불안한 사람들에게 종종 하는 말이 있다.
"통증은 무서운 게 아니라, 불편한 겁니다. 통증이 있다고 해서 안좋은 상태를 뜻하지 않으니 걱정 마세요."

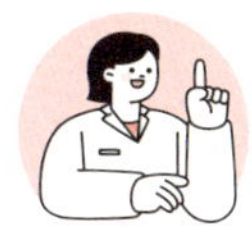

한국인 유방의 특징

"치밀 유방은 좋지 않다던데, 우리나라 사람들은 왜 이렇게 많을까?"

우리나라에는 치밀 유방을 가진 여성이 많다는 말을 한 번쯤 들어봤을 것이다. 한국 여성과 서양 여성의 유방은 크기나 밀도, 그리고 유방암이 생기는 양상까지 서로 다른 특징을 가진다. 과연 무엇이 이런 차이를 만들어내는지, 지금부터 함께 알아보자.

유방의 크기 차이 – 유전적 요인

아시아 여성은 일반적으로 서양 여성에 비해 유방 크기가 작을 가능성이 높다. 이는 유전적 배경과 체지방 분포의 차이에서 비롯되며, 서양 여성은 상대적으로 더 큰 유방을 가지는 경향이 있다. 유방의 크기는 생활방식, 식습관, 신체 구성 등 다양한 요인들과도 관련이 있으며, 서양 여성의 경우 체지방 비율이 높은 경향이 있다. 이에 반해 아시아 여성들은 유방의 크기는 작으나, 체지방이 적어, 유방조직의 밀도가 높기에 '치밀 유방'인 경우가 서양인보다 높다.

유방 밀도 차이－치밀 유방

유방 밀도는 유방 조직이 얼마나 치밀한지를 나타내는데, 유방 촬영을 통해 보통 A부터 D까지 나누며, D에 가까울수록 더 치밀함을 의미한다. Grade C와 D를 '치밀 유방'이라고 부르는데, 아시아 여성의 약 65~70%가 이 범주에 속한다. 이는 서양 여성보다 훨씬 높은 비율이다.

Grade C는 유방 조직의 절반 이상이 치밀한 섬유선 조직으로 이루어져 있지만, 그 사이에 지방도 어느 정도 섞여 있어 X선 사진에서 상당 부분이 불투명하게 보이고 종양이 가려질 수 있다.

Grade D는 유방 대부분이 치밀 조직으로 구성돼 지방이 거의 없기 때문에, X선 촬영에서 유방 전체가 하얗게 보인다. 이로 인해 종양을 발견하기 가장 어렵고, 유방암 발생 위험도 약간 더 높다고 알려져 있다. 반면 서양 여성은 비교적 덜 치밀한 유방(지방형 유방, Grade A와 B)을 가진 경우가 많아 유방 촬영에서 종양을 더 쉽게 찾아낼 수 있다.

유방암 발생률과 유형 차이

우리나라 여성은 치밀 유방 비율이 높아서, 유방암 위험도 그만큼 더 클 거라고 여기는 경우가 많다. 하지만 실제로 유방암 발생률은 서양에서 훨씬 더 높으며, 발병 양상도 다르다. 서양 여성은 주로 60대 이후에 유방암이 집중적으로 나타나는 반면, 한국을 비롯한 아시아 여성은 40~50대에 발생률이 가장 높다

서양에서 유방암 발생률이 높은 이유는 생활습관, 호르몬 관련 요인, 출산 및 모유 수유 패턴, 그리고 유전적 요인 등이 복합적으로 작용하기 때문이다. 먼저, 서양에서는 고지방 식단과 비만율이 높아 유방암 발생 위험이 증가한다. 지방 조직은 에스트로겐을 생성하는데, 이는 유방암과 관련이 싶다. 신체 활동이 적은 것도 위험 요인으로 작용한다.

또한, 호르몬 노출 기간이 긴 것도 중요한 요인이다. 서양 여성들은 초경이 이르고 폐경이 늦게 찾아오는 경향이 있어 에스트로겐과 프로게스테론에 노출되는 시간이 더 길어진다. 이와 더불어 폐경후 호르몬 대체 요법을 받는 경우가 많아 유방암 위험이 높아질 수 있다.

출산과 모유 수유 패턴 역시 영향을 미친다. 첫 출산 시기가 늦고 출산 횟수도 적으며, 모유 수유 기간이 짧은 경우가 많다. 임신과 수유는 유방암 위험을 낮추는 효과가 있지만, 이러한 경향으로 인해 보

변하지 않는 위험 요소들

인종

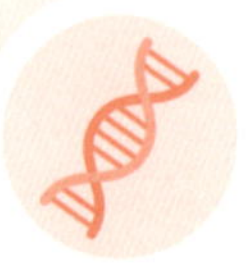
가족력/유전

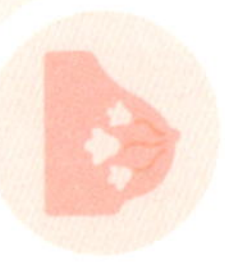
유방모양

노화

노력으로 바뀔 수 있는 요소들

라이프 스타일을 어떻게 선택하느냐에 따라 유방암을 예방할 수 있다

적정한 몸무게 유지

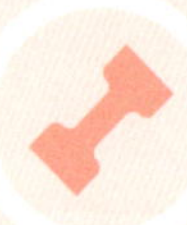
육체적인 활동

금주

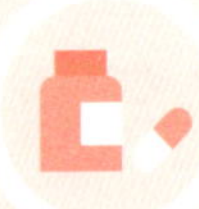
호르몬제 복용 제한

호 효과가 제한된다.

마지막으로, 유전적 요인도 큰 영향을 미친다. 서양에서는 BRCA1 및 BRCA2와 같은 유전적 돌연변이가 비교적 흔하며, 이는 유방암 발생 위험을 크게 높이는 요인이다. 또한, 가족 내 유방암 병력이 있는 경우가 많아 유전적 소인을 가진 여성들이 더 높은 위험군에 속할 가능성이 크다. 이러한 요인들이 복합적으로 작용해 유방암 발생률이 높은 결과를 가져온다. 도시화와 서구화가 진행됨에 따라 아시아에서의 유방암 패턴도 변화할 것으로 보인다.

유방의 크기와 밀도, 유방암의 발생률과 유형은 유전적 요인, 체지방 분포, 그리고 생활 습관 등 다양한 요인의 영향을 받는다. 이러한 차이는 이미 여러 역학 연구와 국제 보고서에서 꾸준히 확인되어 온 사실이며, 여러 대규모 코호트 연구들 또한 인종과 지역에 따라 유방암의 발생 시기와 아형이 어떻게 달라지는지를 잘 보여주고 있다.

따라서 각 인종과 지역에 맞춘 유방암 예방, 조기 진단, 치료 전략이 필요하며, 이를 위해서는 아시아 여성과 서양 여성의 차이를 정확히 이해하고, 그에 맞는 예방과 관리 방법을 마련하는 것이 무엇보다 중요하다.

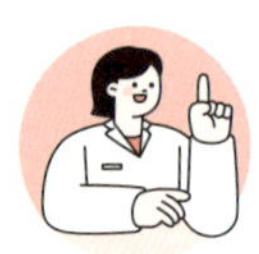

자가검진은 왜 해야 하나요? 어떻게 하나요?

유방암의 조기 발견에 있어 자가 검진이 얼마나 큰 역할을 하는지 알고 있는가? 유방암은 여성암 중 가장 흔한 암으로 조기발견과 치료는 생존율 향상에 핵심적인 역할을 한다. 유방 자가검진을 통해서도 충분히 유방암을 조기에 발견할 수 있다. 유방암은 조기에 발견하면 생존률이 95%가 넘는다.

유방 자가검진 3단계

유방 자가검진을 하는 적절한 시기는 매달 한 번, 생리가 끝나고 3~5일 사이다. 폐경 후에는 매달 일정한 날을 정해 검진하면 된다. 유방자가검진은 크게 세 단계로 이루어진다.

첫 번째 단계, 누워서 유방을 촉진한다. 오른쪽 유방을 검사할 때는 오른쪽 어깨 밑에 작은 베개나 수건을 놓고 오른쪽 팔을 머

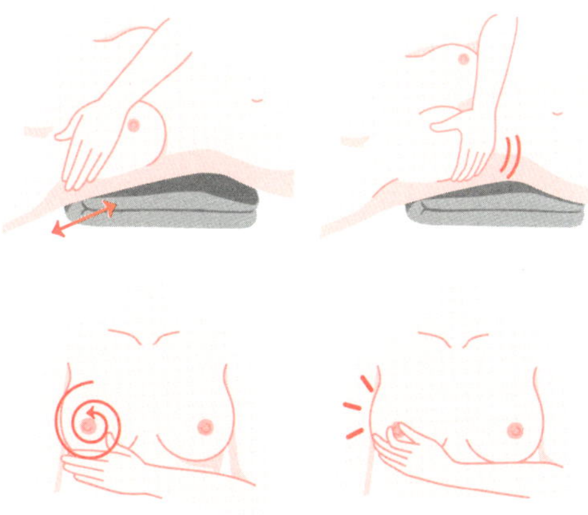

리 위로 올린다. 이렇게 하면 유방 조직이 고르게 퍼질 수 있다. 왼손의 세 손가락 끝으로 유방 전체와 겨드랑이를 꼼꼼히 만져보며 만져지는 것이 있는지 확인한다. 이때, 가슴 안에서 무언가가 만져지는지 잘 확인해보자. 새롭게 만져지는 덩이나, 크기가 점점 커지는 덩이가 만져진다면 좋지 못한 징후이다. 유방을 전체적으로 확인한 후에는 유두를 손가락으로 짜서 분비물이 나오는지 확인해야 한다.

두 번째 단계, 거울 앞에서 시각적 검사를 한다. 상체를 탈의하고 거울 앞에 서서 유방의 크기, 모양, 색깔 등의 변화를 살펴본다. 양팔을 머리 위로 올리거나 손을 엉덩이에 얹고 가슴 근육을 수축시키며 검사하는 것도 도움이 된다.

유방 자가검진에서 확인해야 할 시각적 변화는 다음과 같다. 먼저 유방 피부에서는 특정 부위가 움푹 들어간 피부 함몰이나 오렌지 껍질처럼 울퉁불퉁한 주름짐 또는 두꺼워짐을 살펴야 한다. 피부가 붉게 변하거나 따뜻해지는 발적 또는 염증, 특정 부위의 색 변화나 멍, 치유되지 않는 상처나 피부 손상 궤양 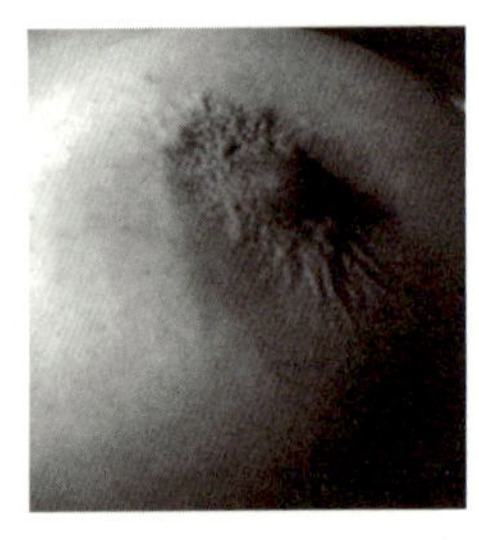도 주의 깊게 관찰해야 한다.

유륜에서는 색이 비정상적으로 어두워지는 변화, 부풀어 오르거나 비대칭적인 부기가 나타나는 부종, 그리고 유륜 표면이 거칠어지거나 껍질이 벗겨지는 각질화를 확인해야 한다. 유두는 함몰되거나 평평해지는 모양 변화, 혈액이나 투명 액체, 고름 등이 나오는 분비물, 유두 모양이 비대칭적이거나 비정상적으로 변하는 경우를 점검해야 하며, 유두가 아프거나 민감해지는 통증이나 감각 변화도 중요한 징후이다.

유방 전체적으로는 크기나 모양의 비대칭성, 특정 부위가 돌출되거나 함몰되는 윤곽 변화, 전체 또는 부분적으로 부풀어 오르는 부종을 살펴야 한다. 겨드랑이와 쇄골 부위에서는 단단하고 고정된 덩어리림프절 비대나 비대칭적인 부종이 있는지 확인한다. 마지막으로 팔을 올리거나 내릴 때 피부나 유방 모양이 변하는지, 몸을 숙였을 때 유방 모양이 비대칭적으로 변하거나 한쪽이 처지는지 움직임에 따른 변화를 관찰해야 한다.

세 번째 단계, 샤워 중 유방과 겨드랑이를 검사한다. 피부가 미끄러워지는 상태에서 검사하면 작은 변화도 쉽게 느낄 수 있다.

- **피부 변화** | 피부 함몰, 오렌지 껍질화, 염증성 변화
- **유륜의 변화** | 각질화
- **유두의 변화** | 유두의 함몰
- **유두 분비물** | 투명색, 노란색, 빨간색, 갈색
- **유방의 대칭** | 점점 심해지는 양쪽의 비대칭

이렇게 자가검진을 하다가 언급한 이상소견을 보이는 경우, 유방 암을 포함한 유방 질병을 의심해볼 수 있으며, 가까운 병원을 찾는 것이 좋다. 간단한 시간과 노력으로 자신의 건강을 지킬 수 있는 기회, 유방 자가검진을 꼭 실천해보시기 바란다.

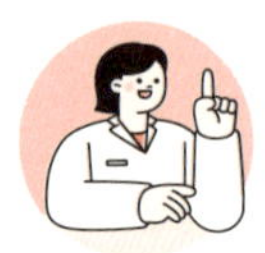

임신과 출산, 수유 중
유방 변화

 **Q.** 임신과 출산, 수유 중 가슴은 어떻게 변할까요? 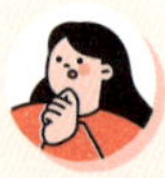

임신이 시작되면서 여성의 몸에는 놀라운 변화가 일어난다. 그 중에서도 가슴의 변화는 많은 예비 엄마들이 가장 궁금해하는 부분 중 하나다. "가슴이 너무 커져서 브래지어가 맞지 않아요!", "이렇게 아픈 게 정상인가요?", 그리고 무엇보다 "출산 후에는 가슴이 무조건 처지나요?"라는 질문들을 자주 듣게 된다.

임신 중 가슴의 변화는 세 가지 주요 호르몬의 영향을 받는다. 대표적인 여성 호르몬인 에스트로겐은 급격히 증가하면서 유선 조직의 발달을 촉진하고, 임신을 유지해주는 프로게스테론은 유선의 성장과

   불안해지기 전에 읽는 유방 이야기

발달을 도와 출산 후 모유 생산을 준비한다. 그리고 수유를 촉진하는 옥시토신은 모유 분비반사를 일으켜 아기에게 젖을 줄 수 있게 해준다. 이 호르몬들은 태아에게 산소와 영양소를 안정적으로 공급하면서, 동시에 출산 후 수유를 위해 유선을 발달시키는 중요한 역할을 한다.

실제로 임신 중 가슴의 변화는 상당하다. 보통 브래지어 사이즈가 한두 컵 정도 커지는데, 흉곽 둘레도 함께 커지기 때문에 컵 사이즈뿐만 아니라 밴드 사이즈까지 변한다. 예를 들어, 75A를 입던 사람이 80B에서 C 정도를 입게 되는 것은 자연스러운 일이다.

출산 후에는 더욱 극적인 변화가 기다리고 있다. 임신 중 모유 분비를 억제하던 호르몬이 급격히 감소하면서 모유 생성이 본격적으로 시작된다. 유선에서 생성된 모유가 차기 시작하면서 가슴 전체가 뭉치고 무거워지며, 때로는 아플 정도로 팽창한다. 수유 중에는 C컵에서 F컵까지 커진 사례도 보고될 정도로, 산모에 따라 임신 중보다 1~2컵 더 커질 수 있다.

그렇다면 많은 여성들이 걱정하는 문제, "출산 후 가슴은 왜 처질까요?" 처녀 시절 그 탄탄했던 가슴은 어디로 간 것일까? 사실 임신과 출산 그 자체가 가슴이 처지게 되는 주된 원인이다. 하지만 이는 자연스러운 과정이다. 임신과 수유 중 가슴이 무거워지면서 가슴을 고정해주는 쿠퍼 인대가 물리적으로 늘어나게 된다. 여기에 임신 전부터 수유 종료 후까지 이어지는 급격한 크기 변화가 피부와 조직의 탄력성에 영향을 미치고, 호르몬 변화로 인해 콜라겐과 엘라스틴 생성에도 변화가 생겨 피부 탄력이 감소하게 된다.

"그럼 출산하면 무조건 가슴이 처지나요?"라고 묻는다면, 꼭 그런 것은 아니다. 개인차가 크고, 적절한 관리로 변화를 최소화할 수 있다.

먼저 몸에 적당히 맞는 속옷을 착용하는 것이 중요하다. 잘 맞는 속옷을 착용해야 무거운 가슴이 지속적으로 흔들리면서 피부나 쿠퍼 인대가 늘어나는 것을 예방할 수 있다. 와이어 브래지어가 불편하다면 편하게 나온 임산부용 브래지어나 스포츠 브래지어를 선택하는 것이 좋다. 이때 압박형이 아닌 컵형 제품이 많은 도움이 될 것이다.

또한 임신 전 컵 사이즈와 비만도가 클수록 더 처지기 때문에 임신 전까지 적절한 식단 관리와 균형적인 몸매를 유지하는 것이 중요하다.

모유 수유 중에는 모유가 가득 차서 무거워진 상태로 가슴을 오래 두지 않고 수유나 유축기로 빨리빨리 비워내주는 것도 중요한 사항 중 하나다. 이런 이유로 모유 수유할 때 유축기와 가슴 마사지는 도움이 된다고 할 수 있다.

하지만 현실적으로 완전히 임신 전 상태로 돌아가지는 않을 수 있다. 그럼에도 이는 새 생명을 키워낸 몸의 자연스러운 변화다. 임신과 출산, 수유를 거치는 가슴의 변화는 단순한 외형적 변화가 아니라 새로운 생명을 품고 키워내는 놀라운 과정의 일부다. "예전 같지 않다"고 속상해하기보다는, "이 몸이 얼마나 대단한 일을 해냈는지" 생각해보자. 가슴의 변화는 모성의 증거이자 생명력의 상징이다. 변화를 두려워하지 말고 자연스럽게 받아들이면서도 정기 검진을 통해 수유 후 가슴 건강을 체크하고, 적절한 운동과 마사지로 혈액순환을 돕는 것이 진정한 가슴 사랑법이다.

Q. 수유의 시작, 다정한 안내서가 필요할 때

"젖몸살, 그건 유방이 '준비되었다'는 신호"

출산 후 3~5일이 지나면 유방이 단단하고 무겁게 느껴지며, 뜨겁고 팽팽하게 부어오르기도 한다. 흔히 말하는 '젖몸살'이 시작된 것이다. 이는 임신 중 발달한 유관에 모유가 본격적으로 차기 시작하면서 나타나는 자연스러운 현상이다. 이 시기에는 아기가 자주 젖을 빨아 유방을 비워주는 것이 가장 좋은 해결책이다. 유방이 비워질수록 통증과 불편함은 점차 줄어들게 되므로, 너무 걱정하지 않아도 된다.

유방에 모유가 고이지 않도록 하기 위해 아기가 배고플 때마다 수유하거나, 일정한 간격을 두고 정기적으로 수유를 시도하는 것이 좋다. 신생아는 대개 2~3시간 간격으로 수유가 필요하며, 밤중 수유도 중요하다.

수유 신호는 아기가 손을 입에 가져가거나 입술을 빠는 듯한 행동으로 나타난다. 이때 아기의 입이 유두뿐 아니라 유륜까지 깊게 물도록 도와야 하며, 유두만 물게 되면 통증이나 상처가 생길 수 있다.

수유 중 아기가 젖을 놓친다면 먼저 트림을 시킨 후 반대쪽 유방으로 수유를 이어간다. 양쪽 유방을 번갈아 수유하는 것은 젖 분비를 균형 있게 유지하는 데 도움이 된다.

올바른 자세는 편안한 수유에 필수적이다. 대표적인 수유 자세는 다음과 같다.

- **요람식 자세** | 아기의 머리를 팔꿈치 안에 두고, 다른 손으로 아기의 등을 받쳐 엄마와 아기가 밀착되도록 한다.
- **교차 요람식 자세** | 아기의 머리를 반대쪽 손으로 지지하는 방식으로, 수유 초기에 자세를 조정하기에 유용하다.
- **풋볼 자세** | 아기를 겨드랑이 아래로 끼듯 안고 수유하는 방식으로, 제왕절개 후나 쌍둥이 수유에 적합하다.
- **옆으로 누운 자세** | 엄마와 아기가 나란히 누워 수유하는 방식으로, 밤중 수유나 피로할 때 편리하다

수유 전에는 따뜻한 수건으로 유방을 찜질하고 가볍게 마사지해 모유의 흐름을 촉진할 수 있다. 수유 중에도 손가락으로 유방을 부드럽게 눌러주면 도움이 된다. 아기가 충분히 젖을 먹지 못했을 경우에는 유축기를 사용해 남은 모유를 짜내는 것이 좋다.

유두가 평평하거나 함몰된 경우, 출산 후 아기가 제대로 젖을 물 수 있도록 돕는 보조 기구를 사용할 수 있다. 또한, 모유량이 충분한지 확인해 필요시 분유를 보충하는 것도 고려해야 한다. 아기가 신생아 중환자실에 있거나 엄마가 직접 수유하기 어려운 상황이라면, 유

축한 모유를 공급할 수 있도록 준비한다.

수유 중에는 유방을 잘 지지하면서 혈액순환을 방해하지 않는 수유용 브래지어를 착용하는 것이 좋다. 마지막으로, 하루 8잔 이상의 물을 마셔 수분을 충분히 섭취하고, 단백질, 비타민, 미네랄이 풍부한 음식을 골고루 먹는 것이 모유 수유를 지속하는 데 도움이 된다.

"당신은 지금, 충분히 잘하고 있어요"

처음 수유를 시작하면 누구나 당황하고 낯설다. 유방이 단단해지고 아프기 시작하면, '내가 뭔가 잘못하고 있는 건 아닐까' 걱정이 앞설 수도 있다.

하지만 그 불편함은, 몸이 아기에게 줄 모유를 준비하고 있다는 자연스러운 신호다. 가슴이 아픈 것도, 젖이 도는 것도, 모두 당신의 몸이 아기를 위해 애쓰고 있다는 증거다.

조금만 시간이 지나면, 몸도 익숙해지고 아기도 더 능숙하게 엄마의 품을 찾게 될 것이다. 처음이라 서툴 뿐, 당신은 지금 충분히 잘하고 있다. 그 사실을 부디 잊지 않길 바란다.

     불안해지기 전에 읽는 유방 이야기

Q. 단유를 했는데 여전히 모유가 나와요

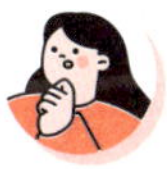

수유를 끝냈는데도 한동안 유방에서 분비물이 나오는 경우가 있다. 마치 몸이 아직 아기와의 이별을 준비하지 못한 것처럼, 가슴에서 마지막 몇 방울의 정을 꾹 짜내는 듯하다. 대부분은 시간이 지나면 자연스럽게 멈추지만, 때로는 다른 원인이 있을 수도 있다.

수유와 직접적인 관련 없이, 혹은 수유를 중단한 이후에도 유즙이 나오는 현상을 유즙 분비Galactorrhea라고 한다. 일반적으로 양쪽 유방에서 발생하지만, 드물게는 한쪽에서만 나타나기도 한다. 여성뿐 아니라 남성에게서도 관찰될 수 있다.

이러한 유즙 분비의 가장 흔한 원인은 프로락틴이라는 호르몬의 증가이다. 프로락틴은 원래 모유 생성을 자극하는 호르몬으로, 뇌의 뇌하수체에서 분비된다. 이 호르몬이 비정상적으로 높아지는 데에는 다양한 원인이 있을 수 있다. 임신, 유두 자극, 특정 약물(항정신병제, 일부 항우울제, 고혈압약 등), 갑상선 기능 저하증, 신장 질환, 뇌하수체 종양 등이 대표적이다. 간혹, 뚜렷한 원인을 찾지 못하는 경우도 있다.

유즙이 계속 분비된다면, 단순한 현상으로 넘기지 말고 검사를 받아보는 것이 좋다. 먼저 혈액검사를 통해 프로락틴 수치를 확인하고,

필요하다면 갑상선 기능, 신장 기능, 임신 여부 등을 함께 평가한다. 만약 프로락틴 수치가 높지만 특별한 원인이 확인되지 않는다면, 뇌하수체 주변의 이상 여부를 확인하기 위해 MRI 검사가 필요할 수 있다. 하지만 영상검사에서도 뚜렷한 이상이 발견되지 않는 경우, 대부분은 특별한 치료 없이 수개월 내 자연스럽게 호전되기도 하므로, 지나치게 걱정할 필요는 없다.

한편, 유즙이 아니라 혈액이 섞인 분비물이 나온다면 병적 원인을 배제할 수 없다. 가장 흔한 원인은 유관 안에 생기는 양성 종양인 유두종Intraductal Papilloma이지만, 전암성병변이나 유방암의 초기 신호일 수 있어 정밀 검사가 필요하다. 특히 분비물이 한쪽 유방에서만 자발적으로 지속되거나, 덩어리감이 함께 느껴진다면 반드시 의료진과 상담해 초음파, 유관조영술, 필요 시 조직검사까지 포함한 평가를 받는 것이 바람직하다.

몸은 언제나 어떤 방식으로든 신호를 보낸다. 출산과 수유가 끝났더라도, 내 몸이 보내는 목소리에 잠시 귀 기울여보자. 그 작은 이상이 건강을 지키는 큰 기회가 될 수 있다.

수유 중 가슴에서 몽우리가 만져지고 피가 나와요

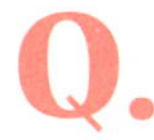
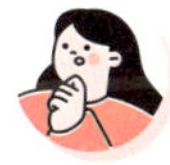

임신이나 수유 중 가슴에서 몽우리가 만져지거나, 유두에서 피가 섞인 분비물이 나오는 경우는 생각보다 흔하다. 임신과 수유 과정에서 유방의 부피가 증가하고 조직이 단단해지면서 덩어리처럼 느껴질 수 있다. 이러한 변화는 대부분 수유에 맞게 유방이 적응하는 과정에서 생기는 일시적이고 자연스러운 현상으로, 보통 1~2주, 길어도 3~4주 내에 서서히 사라진다.

그러나 만약 혈성 분비가 한쪽에서 지속되거나, 멍울이 점점 커지거나 통증을 동반하는 경우, 감염이나 유두종, 드물게 유방암 등 병적 원인이 있을 수 있어 정확한 진단이 필요하다. 이때는 방사선 노출이 없는 초음파 검사가 유용하며, 수유기 여성의 유방 병변을 평가하는 데 가장 적합한 방법으로 여겨진다.

또한 수유기에는 유선염도 흔하게 발생할 수 있다. 전체 수유 여성의 약 20~25%가 겪을 수 있으며, 원인균은 대개 황색포도상구균이나 연쇄상구균으로, 아기의 입속에 있던 균이 유두의 미세한 상처를 통해 침입하면서 감염이 생긴다. 유선염이 생기면 멍울, 발적, 붓기, 통증, 열감, 오한, 두통, 고열 등의 증상이 나타날 수 있다. 유선염이 발생하더라도 대부분의 경우 모유 수유를 중단할 필요는 없다. 오히려 수유를 계속하는 것이 증상 완화에 도움이 되며, 유방 속에 고여 있는 젖을 비우는 것이 가장 중요한 치료 중 하나다. 아기가 충분히 젖을 비우지 못할 경우에는 손이나 유축기를 사용해 남은 젖을 짜내는 것이 좋다.

하지만 통증이 심하거나 열이 동반되고, 증상이 빠르게 악화되는 경우에는 세균 감염이 진행되었을 가능성이 있으므로 항생제 치료가 필요하다. 치료하지 않고 방치할 경우, 드물게 고름이 차는 농양으로 진행될 수 있다. 이 경우에는 초음파 유도하 세침 흡인술이나 진공보조생검, 혹은 외과적 절개 및 배농과 같은 처치가 필요할 수 있다.

또한 산욕기 유선염에서 항생제 치료에도 호전이 없거나, 덩어리가 지속되는 경우에는 염증성 유방암 등 병적 원인을 배제하기 위한 정밀 검사가 권장된다. 수유 중이라고 해서 모든 유방 질환이 단순 염증으로만 설명되지 않기 때문에, 변화가 지속되거나 비정상적인 경우에는 반드시 전문의의 진료를 받아야 한다.

유루낭종 Galactocele

유루낭종은 유관이 막히면서 내부에 모유가 고여 생기는 양성 낭종으로, 흔히 '모유 정체 낭종'이라고도 불린다. 대개 부드럽고 둥글게 만져지며 통증은 없지만 불편함을 느낄 수 있다. 마사지를 하면 모유가 분출되기도 하며, 수유를 중단하면 자연스럽게 소실되기도 한다.

전형적인 영상 소견을 보이며 증상이 없는 경우에는 자연적으로 소실되지만, 증상이 동반되거나 영상 소견이 비전형적인 경우에는 초음파 유도하 세침 흡인술을 시행하는 것이 권장된다. 드물게는 감염이 생겨 농양으로 진행되기도 하며, 이 경우 초음파 소견과 세침 흡인술을 통해 진단과 치료가 이루어진다.

수유샘종Lactating Adenoma

임신과 수유 기간 동안의 호르몬 변화에 반응하여 발생하는 양성 유방 종양이다. 대개 임신이나 수유 중에 급속히 자라는 덩어리로 발견되며, 부드럽고 잘 움직이는 결절로 만져진다. 이 병변은 섬유선종fibroadenoma, 세관샘종tubular adenoma, 또는 소엽 증식lobular hyper-plasia의 한 변형으로 간주되기도 하며, 임신 또는 수유 종료 후 자연스럽게 없어지기도 한다.

하지만 일부 수유샘종은 비전형적인 영상 소견을 보일 수 있으며, 이 경우에는 악성 종양과 유사하게 보이므로 감별 진단이 필요하다. 따라서 임신이나 수유 중에 새로운 유방 종괴가 만져질 경우에는, 단순한 생리적 변화로 치부하지 말고 영상의학적 평가를 받아보는 것이 바람직하다.

임신 관련 유방암Pregnancy-Associated Breast Cancer, PABC

임신 중 또는 출산 직후에 발생하는 드문 형태의 유방암으로, 전체 유방암 중 약 0.2~0.5%를 차지하는 것으로 알려져 있다. 대부분 임신 중이거나 출산 후 1년 이내에 진단되며, 임신에 따른 유방의 생리적 변화로 인해 병변이 가려져 진단이 늦어지는 경우가 있다.

임신성 유방암은 일반적인 유방암에 비해 호르몬 수용체 음성, HER2 양성, 림프절 전이 등 조금 더 공격적인 생물학적 특성을 보이는 경향이 있지만, 최근에는 영상 진단 기술과 치료법의 발전으로 조기 발견과 치료가 충분히 가능하다.

임신 중이나 출산 직후라도 유방에 이상이 느껴진다면 '혹시나' 하는 마음으로 검사를 받아보는 것이 중요하다. 대부분의 경우 임신과 수유로 인한 생리적 변화에 불과하지만, 필요한 경우 조기 진단이 이루어지면 치료 성과도 좋은 편이다.

임신과 출산, 수유를 거치며 이미 수많은 변화를 겪고 있는 몸이다. 작은 변화에도 예민해질 수 있지만, 지나친 불안보다는 내 몸에 대한 관심과 점검이 먼저다. 몸이 보내는 신호를 믿고, 차분하게 대응하는 것이 가장 현명한 방법이다.

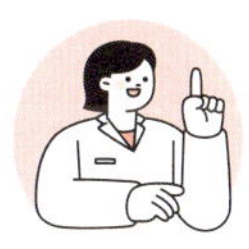

폐경 후 나타나는 유방의 변화

폐경은 난소의 기능이 저하되며 여성호르몬(에스트로겐, 프로게스테론) 분비가 급격히 줄어드는 생리적 변화다. 정상적인 노화의 과정 이외에도 암이나 난소의 양성 질환으로 인해 자궁이나 난소를 절제한 경우, 항암 치료로 난소의 가능을 잃은 경우에도 폐경이 발생할 수 있다. 이로 인해 월경이 중단될 뿐 아니라 전신에 다양한 영향이 나타난다. 피부 탄력 저하, 안면홍조, 불면, 기분 변화 외에도 유방에서도 변화가 생긴다.

에스트로겐은 유방의 지방 조직과 결합조직 유지에 관여하기 때문에, 폐경 후에는 유방이 점차 부드럽고 납작해지며 처질 수 있다. 이러한 변화는 자연스러운 노화의 일부이며, 치밀 유방이었던 유방이 폐경 후에는 유방 밀도가 낮아져 유방 촬영의 정확도가 높아지는 장점도 있다.

나이가 들수록 가슴이 작아지고 처져요

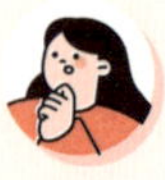

가슴이 쪼그라드는 현상은 나이가 들면서, 특히 출산 후에 많은 여성이 경험하는 자연스러운 변화다. 이러한 가슴의 변화는 여러 가지 요인에 의해 발생하며, 이러한 현상을 이해하고 관리하는 것이 중요하다. 나이에 따라, 출산 이후 가슴의 변화는 다음과 같은 원인에 의해 이루어진다.

가슴이 변하는 원인

호르몬 변화

나이가 들면서 여성의 체내 에스트로겐 수치는 점차 감소하게 된다. 에스트로겐은 유방의 유선 조직을 유지하고 피부의 탄력과 보습을 도와주는 중요한 호르몬이다. 이 수치가 낮아지면 유방 조직이 줄고 지방 조직이 상대적으로 늘어나면서 가슴이 작아지거나 아래로 처지는 변화를 경험하게 된다. 또한 피부도 건조해지고 탄력을 잃기 쉬워진다.

출산 및 모유 수유

임신과 수유 중에는 유선이 발달하고 유방 크기가 커지며 혈류도 증가한다. 그러나 수유가 끝나면 유선 조직은 위축되고, 줄어든 부위를 지방 조직이 채우면서 탄력을 잃고 모양이 변하는 일이 흔하다. 체중 변화나 갑작스러운 다이어트가 동반될 경우 이런 변화는 더욱 두드러질 수 있다.

피부 탄력성 감소

노화가 진행되면 피부 속 콜라겐과 엘라스틴의 생성이 줄어들어 전반적인 탄력이 떨어진다. 이로 인해 유방을 포함한 전신의 피부가 늘어지기 쉬워지고, 가슴의 형태도 영향을 받게 된다.

중력의 영향

시간이 지날수록 중력은 유방을 아래로 당기게 된다. 특히 유방 조직이 줄어들고 지지력이 약해지면, 중력에 의한 처짐은 더 쉽게 나타난다.

유전적 요인

유방의 모양과 탄력, 피부 두께와 결합 조직의 구조는 유전적인 영향을 많이 받는다. 유전적으로 피부 탄력이 낮거나 유방 조직 지지력이 약한 경우, 나이가 들면서 처짐이 더 두드러지게 나타날 수 있다.

건강관리와 생활습관

흡연, 불균형한 식습관, 만성적인 스트레스, 운동 부족 등은 모두 피부 탄력과 유방 모양에 부정적인 영향을 줄 수 있다. 특히 흡연은 피부 노화를 촉진하고 콜라겐 생성을 억제하기 때문에 주의가 필요하다.

가슴 모양 변화를 완화하는 방법

적절한 브래지어 착용

체형과 유방 크기에 맞는 브래지어를 착용하는 것은 처짐을 예방하는 데 도움이 된다. 특히 지지력이 있는 브라를 선택하고, 운동할 때는 스포츠 브라를 착용해 유방의 흔들림을 줄이는 것이 중요하다.

규칙적인 운동

가슴 자체는 근육이 없지만, 유방을 받쳐주는 대흉근 등 가슴 근육을 강화하면 처짐을 적게나마 완화할 수 있다. 팔굽혀펴기, 덤벨 프레스, 벽 밀기 운동 등은 간단하면서도 효과적이다.

건강한 식습관

비타민 C, E가 풍부한 채소와 과일, 단백질을 골고루 섭취하면 콜라겐과 엘라스틴 생성을 도와 피부와 조직의 건강을 지킬 수 있다.

수분 섭취도 중요하다. 물을 충분히 마셔야 피부가 촉촉함과 탄력을 유지할 수 있다.

피부 관리

유방 주변 피부에도 보습제를 꾸준히 바르고, 피부 순환을 돕는 부드러운 마사지나 냉온찜질도 도움이 될 수 있다.

건강한 생활 습관

흡연은 피하고, 수면을 충분히 취하며, 스트레스를 잘 관리하는 것이 피부 건강은 물론 유방의 모양 유지에도 긍정적인 영향을 준다.

나이가 들거나 출산 이후에 가슴의 변화는 누구에게나 자연스럽게 나타나는 과정이다. 이를 완전히 막을 수는 없지만, 꾸준한 관리와 생활 습관을 통해 더 건강하고 탄력 있는 가슴을 오랫동안 유지할 수 있다.

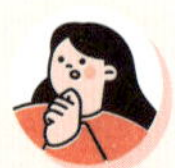

폐경 증상이 심할 경우에는 호르몬대체요법을 통해 안면홍조, 발한, 불면, 기분 변화 등의 증상을 완화할 수 있다. 호르몬요법은 에스트로겐 단독요법 또는 에스트로겐과 프로게스테론을 함께 사용하는 병용요법으로 시행된다. 치료의 형태는 개인의 건강 상태, 증상 정도, 복용 기간 등을 고려해 결정한다.

많은 환자들이 이렇게 묻는다.

"선생님, 호르몬 치료를 끊으면 너무 힘들어요. 그런데 유방암이 걱정돼요."

모든 호르몬 치료가 유방에 나쁜 영향을 주는 것은 아니다. 다만 에스트로겐–프로게스테론 병용요법(복합 요법)은 여러 연구에서 유방암의 발생 위험을 다소 높일 수 있음이 보고되었다. 특히 5년 이상 장기간 복용하는 경우 그 위험이 조금 더 증가하지만, 복용을 중단하면 시간이 지나며 위험도는 점차 감소한다.

반면 에스트로겐 단독요법은 유방암 위험 증가가 거의 없거나 매우 미미한 수준으로 알려져 있다. 호르몬요법을 받고자 하는 여성이라면 몇 가지 기본 원칙을 지키는 것이 좋다.

첫째, 증상 완화에 필요한 최소한의 용량을 사용

둘째, 가능한 한 짧은 기간만 복용

셋째, 정기적인 유방검진(유방 촬영, 초음파)을 꾸준히

이 세 가지 원칙을 지킨다면, 폐경 증상을 효과적으로 조절하면서도 유방 건강을 안전하게 유지할 수 있다.

폐경은 누구에게나 찾아오는 자연스러운 변화이며, 유방의 변화도 그 일부다. 필요한 경우 적절한 치료와 정기적인 검진을 병행하면, 삶의 질을 유지하면서 건강한 일상을 이어갈 수 있다.

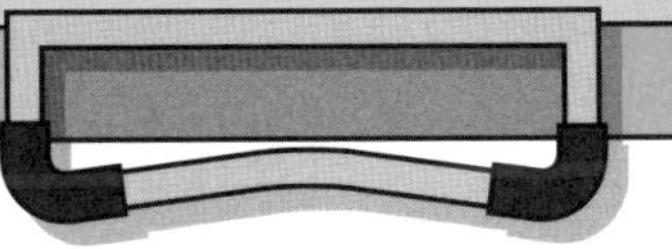

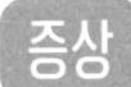

이럴 때 꼭
병원에 가세요

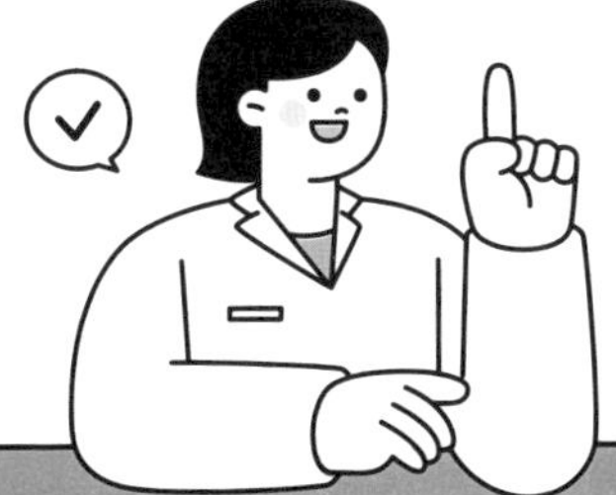

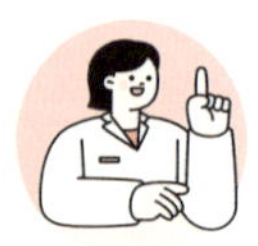

외래에서 듣게 되는
다양한 가슴 증상들

Q. 유방이 아파요 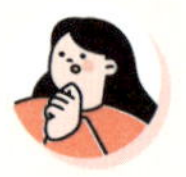

많은 여성들이 살아가며 한 번쯤은 유방의 통증이나 불편함을 경험하게 된다. 흔한 증상이지만, 막상 겪게 되면 당황스럽고 걱정부터 앞서는 경우가 많다. 그중에서도 유방 통증은 외래에서 가장 자주 접하게 되는 증상 중 하나다. 통증의 원인은 다양하지만, 대부분은 호르몬 변화와 관련이 있다. 여성호르몬인 에스트로겐과 프로게스테론은 월경 주기, 임신, 폐경 등의 생리적 변화에 따라 유방 조직에 영향을 주고, 이 과정에서 통증이나 묵직한 불편감이 동반되기도 한다.

유방 통증이 있다면, 가장 먼저 지금 내가 어떤 시점에 있는지를 확인해보는 것이 중요하다. 월경 전인지, 임신 중인지, 폐경 전후의 시기인지에 따라 통증의 원인과 대응 방식이 달라질 수 있기 때문이다.

생리를 하고 있는 여성

월경 배란기 또는 월경 전에 나타나는 통증인지, 일정한 주기를 두고 반복되는지, 양쪽 유방에 대칭적으로 발생하는지를 살펴봐야 한다. 월경 주기에 따른 통증은 대개 유방이 묵직하게 느껴지고, 누르면 아프며, 양쪽에서 비슷하게 나타나는 경우가 많다. 이러한 통증은 정상적인 생리 주기의 일부로 볼 수 있으며, 또한 생리가 시작되면서 완화되며, 생리가 끝날 때 즈음에는 이러한 통증이 거의 사라지는 것이 일반적이다. 다만 통증이 일상생활에 지장을 줄 정도라면, 먼저 대표적인 악화 요인으로 알려진 카페인을 줄여보고, 조이는 속옷 대신 유방을 잘 지지해주는 편안한 브래지어로 바꾸는 것도 도움이 된다. 필요할 경우 진통제를 간헐적으로 사용하는 것도 가능하며, 대부분은 이러한 간단한 조치만으로도 충분히 증상이 호전된다.

임신 중 여성

임신 초기 에스트로겐과 프로게스테론이 급격히 증가하며 유선 조직이 발달하고 혈류가 증가한다. 이로 인해 유방이 커지고 예민해지며, 통증이나 뻐근함을 느끼기도 한다. 유두 주변이 민감해지고, 종종 딱딱하게 느껴지거나 압통이 생기기도 한다. 따라서 가임기 여성이 유방 통증이 있으면서 생리가 늦어졌다면 임신 가능성도 함께 고려해보는 것이 좋다. 임신 중 유방 통증은 대부분 정상적인 변화의 일부이며, 멍울이 만져지지 않는다면 특별한 처치는 필요하지 않다. 대신 속옷을 조금 더 편안한 것으로 바꾸거나, 가볍게 마사지를 하거나 온찜질을 해주는 것만으로도 한결 나아질 수 있다.

폐경기 여성은 호르몬 수치가 점차 감소하면서 유방 조직의 구조에 변화가 생기고, 이로 인해 통증을 경험하기도 한다. 유방이 덜 치밀해지고 지방 조직이 늘어나면서 유방의 촉감이 달라지고, 묘한 통증이나 찌릿한 느낌이 나타날 수 있다. 폐경기이거나 폐경이 한참 지난 여성들이 외래에서 "가슴이 찌릿찌릿 아파요"라고 이야기하는 경우는 생각보다 흔하다. 대부분은 큰 문제가 아닌 경우가 많으므로 당황하지 말고, 증상이 언제부터 시작되었는지, 어느 부위가 아픈지, 통증의 양상이나 주기가 어떠한지를 잘 관찰하는 것이 중요하다. 다만 통증이 수주 이상 지속되거나, 멍울이 만져지는 경우에는 반드시 정확한 검사를 통해 이상 여부를 확인해야 한다. 특별한 이상이 없다면 생활 습관 개선이나 가벼운 운동만으로도 호전될 수 있고, 필요한 경우에는 호르몬 치료를 고려할 수도 있다.

유방 통증으로 병원을 찾아야 하는 경우

대부분의 유방 통증은 시간이 지나면 자연스럽게 호전되며, 큰 문제가 되지 않는 경우가 많다. 하지만 언제나 예외는 있다. 통증의 양상이나 함께 나타나는 증상에 따라, 병원을 방문해 확인이 꼭 필요한 경우도 있다.

다음과 같은 경우에는 진료를 통해 확인하는 것이 좋다.

- 유방에 새로운 덩어리(멍울)가 만져질 때 ┃ 특히 생리 주기와 무관하게 멍울이 지속되거나, 단단하고 잘 움직이지 않는 경우
- 유방 통증이 2~3주 이상 지속되거나 점점 심해지는 경우
- 유두에서 혈성 분비물이 나오는 경우
- 유방 피부에 변화가 생긴 경우 ┃ 피부가 전체적으로 변하거나, 국소적인 함몰·주름, 붉은기, 열감 등이 있을 때
- 유두가 안쪽으로 점점 들어가거나 모양이 달라질 때

또한, 통증이 유방의 특정 부위에만 지속적으로 나타날 때도 대부분 양성이지만, 스스로 불안감이 크다면 주저하지 말고 병원을 찾아 확인해보는 것이 좋다. 괜한 걱정으로 지내기보다, 진료를 통해 이상이 없는지 확인하고 안심하는 것도 좋은 방법이다.

유방통의 종류와 통증 완화 방법은 p.31~34 〈여성 가슴 통증의 원인〉 편에서 자세히 다루었다. 생활 속 실천 방법이 궁금하다면 함께 읽어보자.

불안해지기 전에 읽는 유방 이야기

 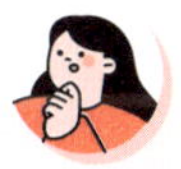

Q. 유방에서 단단한 게 만져져요

유방 자가검진을 하다가, 혹은 샤워 중 우연히 가슴에서 덩어리가 만져져 병원을 찾는 경우가 적지 않다. 이럴 때 가장 중요한 정보는 환자의 나이, 병력, 그리고 덩어리의 모양과 성질이다. 대부분은 걱정할 필요 없는 양성 질환이지만, 간혹 정밀한 진단이 필요한 경우도 있으므로 기본적인 정보를 알고 있는 것이 도움이 된다.

젊은 여성에게서 가장 흔하게 발견되는 양성 종양 중 하나는 섬유선종이다. 보통 경계가 뚜렷한 덩어리로 만져지며, 잘 움직이고 통증은 거의 없는 것이 특징이다. 생리 주기에 따라 크기가 조금 변하는 경우도 있다.

하지만 덩어리가 만져졌다고 해서 섬유선종이라고 단정할 수는 없다. 모양이 비슷한 엽상종양은 섬유선종보다 더 크고 빠르게 자라는 경향이 있으며, 드물지만 악성으로 진행될 수 있다. 이러한 유방 종양 외에 유방에서 만져지는 덩어리는 다양한 원인이 있을 수 있다.

대표적으로는 다음과 같은 것들이 있다.

- **지방 괴사**: 외상이나 수술 후 생긴 지방이 딱딱하게 변하며 생기는 덩어리로, 유방암과 구별이 어려운 경우가 있다.

- 유방 낭종 : 액체로 차 있는 주머니 모양의 구조물로, 손끝에 말랑하거나 약간 단단하게 만져지며 통증을 동반할 수 있다.
- 유방염과 농양 : 특히 수유기 여성에게서 발생하며, 발적, 열감, 통증과 함께 덩어리가 형성될 수 있다.

유방암이 아닌지 고려해야 하는 증상들

가장 많은 사람들이 걱정하는 것은 혹시 유방암이 아닐까 하는 점일 것이다. 다음과 같은 증상이 함께 있다면, 유방암의 가능성을 고려해볼 수 있다.

- 덩어리가 단단하고 움직이지 않는 경우
- 유두에서 비정상적인 분비물이 나올 때, 특히 피가 섞인 경우
- 유방 피부의 변형, 예를 들어 피부가 딱딱해지고 오렌지껍질처럼 변하는 경우
- 유방이나 유두의 비정상적인 붓기나 발적이 있으면서, 항생제에 반응하지 않는 경우
- 유두의 함몰이나 변형이 진행되는 경우

유방암은 모든 연령대에서 발생할 수 있지만, 40대 50대일수록 위험성은 증가한다. 또한 유전적 요인도 중요한 역할을 하여 가족 중에 유방암 환자가 있다면 유방암 위험이 높아질 수 있다.

유두에서 분비물이 나와요

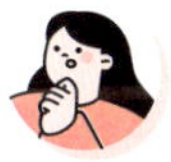

유두에서 분비물이 나오는 현상은 많은 여성들이 경험하는 문제다. 대부분의 경우 크게 걱정할 필요는 없지만, 그 색깔과 양상에 따라 유방 질환을 시사할 수 있어 확인할 필요는 있다.

유두 분비를 일으키는 원인은 크게 생리적인 요인, 약물에 의한 요인, 유두 분비를 일으키는 질환에 대한 요인으로 나눌 수 있다. 유두에서 분비되는 분비물의 양상은 진단을 하는 데 중요한 근거가 될 수 있어 주목해야 한다.

유두 분비물의 색깔과 원인

투명하거나 흰색의 분비물이 간헐적으로 나타나는 경우 대개 정상적인 호르몬 변화에 의해 발생하는 현상으로 임신 초기, 수유 중, 생리 주기 중에도 나타날 수 있다. 노란색이나 녹색의 분비물은 종종 유방염 같은 감염을 시사하며, 특히 냄새가 나거나 유방이 붓고 아픈 경우 세균 감염의 가능성이 있어 반드시 의사의 진료가 필요하다. 갈색이나 검붉은 색의 분비물은 혈액이 섞여 있을 가능성이 있으며, 이는 유관 내의 작은 출혈이나 더 심각한 문제를 시사할 수 있어 즉시 유방 전문의를 찾아 진단을 받아야 한다. 혈성 분비물은 유관 내의 종양, 유방암 등 더 심각한 원인을 시사해 즉각적인 의료 상담이 필요하다.

단유 후에도 분비물이 나오는 경우

출산 이후 모유 수유를 하고 단유를 한 이후 유두에서 하얀 분비물이 나오는 것은 드물지 않은 현상으로 호르몬 변화, 유선의 잔여물, 유선 감염, 약물 부작용 또는 갑상선 문제 등 다양한 원인에 의해 발생할 수 있다. 출산 후 호르몬 균형이 완전히 회복되지 않아 유즙이 계속 분비될 수 있는데, 이는 프로락틴이라는 유즙 생산 호르몬과 관련이 있어 주의가 필요하다. 해당내용은 〈단유를 했는데 여전히 모유가 나와요〉(51~52쪽)을 참고하기 바란다.

유두에서 분비물이 지속되거나 불편한 증상이 동반될 경우, 의사와 상담하는 것이 중요하다. 필요시 유방 초음파나 호르몬 검사를 통해 원인을 정확히 진단하고 적절한 치료를 제안할 수 있다.

Q. 겨드랑이가 부어요. 부유방인가요?

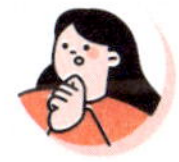

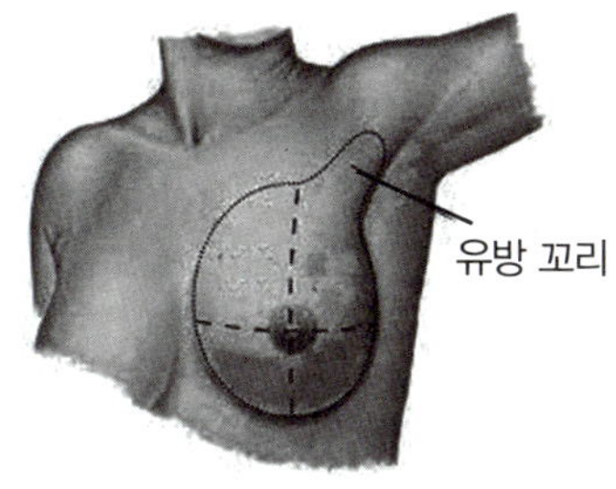

"겨드랑이가 부었다"고 느낄 때, 우선 그 부위가 실제 겨드랑이인지, 아니면 유방의 일부인 '유방 꼬리'인지 구분하는 것이 중요하다. 유방은 바깥쪽 위 방향으로 이어지는 꼬리 형태의 조직을 가지고 있는데, 이 부위는 겨드랑이와 매우 가까워 자주 혼동된다.

이 부위가 불룩하게 튀어나오거나 붓는 느낌이 든다면, 먼저 부유방의 가능성을 생각해볼 수 있다. 부유방은 태생기 유방 조직이 완전히 퇴화하지 않고 겨드랑이, 가슴 아래, 사타구니 등에 남아 있는 경우를 말한다. 특히 부유방은 여성호르몬에 반응하기 때문에, 생리 전이나 임신·수유기처럼 호르몬 변화가 클 때 민감해지거나 붓고, 통증이 나타날 수 있다. 평소에는 단순한 지방이나 살로 여겨지다가, 크기나 통증이 생기면서 처음 인지하는 경우가 많다.

부유방 위에 작은 유두인 '부유두'가 보이기도 하지만, 대부분은 그렇지 않고 피부색도 주변과 같아 쉽게 지나치게 된다. 초음파로 보면 쉽게 구분되며, 통증이 없고 외형상 불편이 없다면 굳이 치료할 필요도 없다. 하지만 통증이 반복되거나, 크기가 커져 스트레스를 유발한다면 시술 또는 수술로 제거할 수 있다. 시술은 흉터가 적다는 장점이 있지만, 정확한 제거에는 수술이 더 효과적이다.

진짜 유방조직이 있어서가 아닌, 가성부유방은 유방조직이 원인이 아니라 겨드랑이에 위치한 지방량 분포가 원인이다. 유방의 지방조직이 불균형적으로 분포하거나, 일부 부위에서 지방량이 과도하게 축적되면 종괴처럼 느껴질 수 있다.

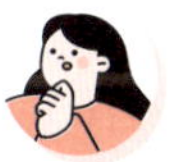

부유방이 아니라 진짜 겨드랑이 자체가 부은 것이라면 다음과 같은 원인을 고려해볼 수 있다.

림프절 비대

겨드랑이는 림프절이 집중된 부위로, 감기나 피부염, 상처, 치과 감염 등으로 인해 림프절이 일시적으로 커질 수 있다. 손으로 만졌을 때 작고 둥근 멍울로 느껴지며, 누르면 통증이나 압통이 있을 수 있다. 열감이나 전신 피로감이 함께 동반되기도 한다. 그러나 만약 최근에 팔에 예방접종을 맞은 경우라면, 이러한 증상은 이상하지 않다.

피지낭종

피부 아래에서 서서히 자라나며, 하얀 피지가 나오는 혹이 만져지는 경우, 피지낭종의 가능성을 고려할 수 있다. 이는 표피 아래 피지나 각질 등이 쌓여 생긴 낭종으로, 만졌을 때 비교적 단단하고 잘 움직이며, 통증은 없는 경우가 많다. 하지만 염증이 생기면 통증, 붓기, 발적, 고름 등이 동반될 수 있으며, 이 경우 절개 배농 또는 제거 수술이 필요할 수 있다.

감염 및 염증

겨드랑이 털구멍에 염증이 생기는 모낭염이나, 땀샘이 막히면서 염증과 고름이 생기는 땀샘염 등도 겨드랑이 부종의 원인이 된다. 이런 경우 통증, 붉어짐, 열감, 고름이 함께 나타날 수 있다.

알레르기 반응

데오도란트, 향수, 바디로션 등 겨드랑이에 사용하는 제품에 의해 접촉성 피부염이 발생할 수 있다. 이 경우 가려움, 붉은기, 국소적인 부기가 나타나며, 원인을 제거하면 빠르게 호전된다.

겨드랑이 부위에 불편함이 생겼을 때, 그 원인이 부유방인지, 혹은 림프절이나 피부 문제인지 구분하는 것이 중요하다. 스스로 판단이 어렵거나 증상이 반복될 경우, 진료를 통해 정확한 원인을 파악하는 게 도움될 수 있다.

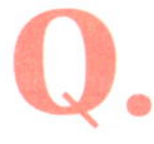 **Q.** 겨드랑이가 검게 착색돼요 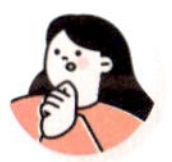

겨드랑이 착색의 원인

겨드랑이 착색은 많은 사람들이 겪는 문제로, 여러 가지 원인에 의해 발생할 수 있다. 이는 주로 마찰, 면도와 제모, 땀과 세균, 체중 증가와 당뇨, 피부질환 등으로 인해 나타난다.

가장 흔한 원인은 마찰로 인한 착색이다. 겨드랑이 부위는 옷과 피부 사이의 마찰이 자주 발생하는 곳으로, 꽉 끼는 옷을 입거나, 운동을 하여 피부가 반복적으로 자극을 받으면 겨드랑이 부위의 색이 어두워질 수 있다. 면도, 왁싱, 제모 크림을 사용하여 겨드랑이 털을 제거할 때 피부는 자극을 받는다. 면도날이나 왁스 스트립이 피부를 긁거나 당기면서 미세한 상처를 유발할 수 있으며, 이러한 자극은 색소 침착으로 이어진다. 또한 겨드랑이는 땀이 많이 나는 부위로 땀과 세균이 피부 표면에 쌓이면 피부가 자극을 받는다. 땀을 억제하기 위해 사용하는 데오도란트나 땀 억제제도 오히려 피부를 자극하는 원인이 되기도 한다.

과체중이나 비만 또한 피부 주름과 마찰을 증가시켜 겨드랑이 착색을 유발할 수 있다. 당뇨병 환자는 인슐린 저항성으로 인해 피부가 어두워지는 '흑색가시세포증'을 경험할 수 있다. 아토피 피부염이나 건선과 같은 만성 피부질환은 피부를 자극하고 염증을 유발해 색소 침착을 초래할 수 있다.

겨드랑이 착색 해결법

겨드랑이 착색을 해결하기 위해서는 첫째, 면도 대신 제모크림이나 레이저 제모와 같은 피부 자극을 줄이는 방법을 사용해 볼 수 있니다. 둘째, 겨드랑이 부위의 마찰을 줄이기 위해 헐렁하고 통기성이 좋은 옷을 선택해볼 수 있다. 운동할 때는 땀을 잘 흡수하는 소재의 옷을 입는 것이 좋다. 셋째, 겨드랑이를 깨끗하게 유지하고, 땀과 세균이 축적되지 않도록 청결을 유지해야 한다. 자극이 적은 데오도란트를 사용해주면 도움이 될 수 있다. 넷째, 겨드랑이 피부를 촉촉하게 유지하기 위해 보습제를 사용한다. 미백 성분이 포함된 크림이나 세럼을 사용해 피부 톤을 고르게 유지하는 것도 도움이 된다. 비타민 C, 나이아신아마이드, 알파알부틴 등의 성분이 포함된 제품이 효과적인 것으로 알려져 있다.

겨드랑이 착색이 지속되거나 악화되는 경우, 기저질환이 있는지 확인하기 위해 의료 전문가와 상담을 하는 것이 중요하다. 특히 당뇨 등과 같은 기저질환이 있을 경우, 이를 관리하는 것이 겨드랑이 착색 문제를 해결하는 데 도움이 될 수 있다.

겨드랑이 착색이 있을 경우, 원인을 이해하고 적절한 방법으로 관리해 건강한 피부를 유지하고 보호하도록 하는 것이 중요하다.

한쪽 가슴이 더 커요

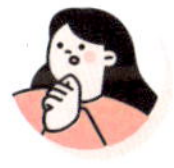

짝가슴인 원인

얼굴의 좌우가 완전히 대칭이지 않듯, 양쪽 가슴의 크기가 다소 다른 것도 매우 흔한 일이다. 짝가슴은 대부분 생리적 범위 안에 있는 정상적인 현상이지만, 겉으로 보기에 차이가 두드러질 경우 오랫동안 혼자 고민하다가 진료실에서 조심스럽게 털어놓는 경우도 적지 않다.

짝가슴이 생기는 원인은 매우 다양하지만, 대부분 건강과는 큰 관련이 없다.

심장의 맥박

보통 심장은 신체의 왼쪽에 위치해 있다. 따라서 심장의 맥박이 더 가까운 왼쪽 가슴에 공급되는 혈류의 양이 오른쪽에 비해 많다. 이는 시간이 지남에 따라 왼쪽 가슴이 조금 더 크게 성장하게 되는 원인이 된다. 많은 여성은 왼쪽 가슴이 오른쪽 가슴보다 약간 더 큰 경향이 있는데, 바로 이러한 이유 때문이다.

사춘기 호르몬의 변화

사춘기에는 여성호르몬의 영향으로 유방이 비대칭적으로 성장할 수 있다. 이는 대부분 일시적이며 시간이 지나며 균형을 이루게 되지만, 일부에서는 성인이 된 이후에도 크기 차이가 남는다.

체중의 변화

체중이 변하면 유방의 지방 조직도 함께 변화한다. 한쪽 유방에 지방이 더 많이 축적될 경우, 육안으로 보이는 차이가 생길 수 있다.

임신과 수유

수유를 특정한 쪽으로만 주로 하게 되면, 자극받은 유방이 더 크게 발달할 수 있다. 임신과 수유는 유방 조직의 구조와 탄력성에 큰 영향을 미치는 시기로, 이 시기 이후 비대칭이 더 두드러지게 나타날 수 있다.

유방에서 생긴 종양

유방 낭종이나 섬유선종 같은 비암성 종양이 한쪽 유방에 발생하면, 해당 유방이 더 커 보일 수 있다. 이러한 경우에는 정기적인 검진을 통해 관리하는 것이 중요하다. 종양은 유방의 크기와 모양에 영향을 줄 수 있기 때문에, 유방 건강을 유지하기 위해 정기적인 검사가 필요하다.

 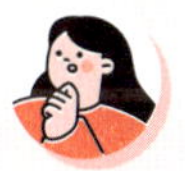

가슴에 점이 있어요

자외선에 노출되거나 나이가 들면서 피부에는 다양한 모양의 점들이 생길 수 있다. 가슴도 예외는 아니며, 점이나 검은 반점(흑점)이 생기는 경우가 종종 있다. 대부분은 피부 속 멜라닌 세포가 특정 부위에 모여 색소를 만들어내는 자연스러운 현상으로, 신체 어디에서든 나타날 수 있다.

특히 나이가 들면서 생기는 어두운 피부변화의 경우, 노화와 연관된 경우가 많다.

가슴 부위의 점이나 흑점은 대부분 양성으로, 유방 질환과 직접적인 관련이 없는 경우가 많다. 다만 기존의 점이 갑자기 커지거나 색이 달라지는 등 눈에 띄는 변화가 있거나, 주변 피부에 붉어짐·가려움·출혈 등이 동반된다면 일단 변화의 양상을 관찰해보는 것이 좋다. 평소와 다른 점이 계속된다면, 피부과나 유방전문의에게 가볍게 검사를 받아보는 것도 도움이 된다.

 유두의 색이 변해요

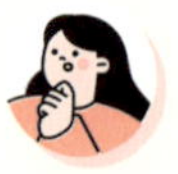

유두와 유륜의 색깔이 변하는 현상은 생각보다 많은 여성들이 경험할 수 있는 문제로, 대부분은 정상적인 생리적 변화에 의해 발생한다. 하지만 때때로 건강 문제의 신호일 수 있기 때문에 변화의 원인과 주의 사항을 아는 것이 중요하다.

유륜의 색깔이 변하는 원인들

호르몬 변화와 유두 색깔의 변화

유두와 유륜의 색 변화에 영향을 미치는 호르몬은 여성의 주요 성 호르몬인 에스트로겐이다. 사춘기, 임신, 생리 주기 동안 에스트로겐 수치가 변동하면서 유두와 유륜의 색이 더 어두워질 수 있다. 특히 임신 초기에는 에스트로겐 수치가 급격하게 상승해 유두와 유륜의 색이 짙어질 수 있다.

프로게스테론 역시 여성의 주요 성 호르몬으로, 생리 주기와 임신 중에 중요한 역할을 한다. 이 호르몬은 유방 조직의 발달과 유두 및 유륜의 색 변화에 영향을 줄 수 있다. 임신 중에는 프로게스테론 수치가 상승해 유두와 유륜이 어두워질 수 있다.

멜라닌 자극 호르몬은 멜라닌 세포를 자극해 피부 색소 침착을 증가시키는 호르몬이다. 임신 중에 멜라닌 자극 호르몬 수치가 상승하면 유두와 유륜의 멜라닌 세포가 활발해져 색이 더 짙어질 수 있다. 이는 임신 중에 나타나는 일반적인 현상이다.

프로락틴은 주로 모유 생산을 자극하는 호르몬이지만, 유두와 유륜의 색 변화에도 영향을 미칠 수 있다. 임신과 수유 중에 프로락틴 수치가 상승하면서 유두와 유륜의 색이 어두워질 수 있다.

남성호르몬인 테스토스테론도 여성에게 소량 존재하는데, 이 수치가 상대적으로 높아지면 피부의 멜라닌 생산이 증가해 유두와 유륜의 색이 짙어지게 된다.

니이

나이가 들면서 유두와 유륜의 색이 점차 어두워질 수 있다. 이는 자연스러운 노화 과정의 일부분으로, 특별한 문제가 없는 한 걱정할 필요는 없다.

피부 자극 또는 손상

유두나 유륜이 지속적으로 자극을 받거나 손상될 경우, 색깔이 변할 수 있다. 잘 맞지 않는 브래지어를 착용하거나, 과도한 마찰 발생한 경우, 또는 피부 질환에 의해 발생할 수 있어 주의가 필요하다. 모유 수유 중 호르몬과 반복된 자극으로 유두와 유륜이 어두워질 수 있고, 모유 수유를 중단한 후에도 몇 달 동안 지속될 수 있다.

전문가와 상담이 필요한 경우

위의 경우와 다르게 다음과 같은 유두의 색깔 변화가 있다면 꼭 의료 전문가와 상담을 해야 한다. 첫째, **유두에서 피나 고름과 같은 비정상적인 분비물이 나오거나, 유두의 색깔 변화와 함께 통증, 발열 등의 증상이 동반된 경우**다. 이는 감염이나 다른 건강 문제의 신호일 수 있다. 둘째, **유두 색깔이 갑자기 변하거나, 한쪽 유두만 색이 변하는 경우**에는 정확한 원인을 확인하기 위해 검사가 필요할 수 있다. 셋째, **유두와 유륜 주변의 피부가 두꺼워지거나, 비늘처럼 변하거나, 가렵거나, 붉어지거나, 염증이 생기는 경우**다. 이는 피부 질환이나 유방암과 관련이 있을 수 있다. 마지막으로 **유두가 안쪽으로 들어가거나 평소와 다르게 모양이 변하는 경우**에도 주의 깊게 살펴볼 필요가 있다.

유두의 색깔 변화는 대부분 호르몬 변화, 나이, 피부 자극 등으로 인해 발생하는 일반적인 현상일 수 있다. 하지만 갑작스러운 변화가 있거나, 비정상적인 분비물이 동반되는 경우, 주변 피부의 변화가 같이 있을 경우에는 정확한 진단과 적절한 치료를 위해 의료 전문가와 상담하는 것이 중요하다.

유두의 주변이 가려운 것은 여러 가지 원인에 의해 발생할 수 있다. 대부분 경미한 문제로 인해 발생하지만, 때로는 심각한 질병을 나타내는 징후가 되기도 한다. 유두 주변의 가려움을 일으킬 수 있는 원인에는 다음과 같은 것들이 있다.

유두 주변의 가려움증의 원인들

피부 건조

피부가 건조해지면 가려움증이 생기기 쉬운데, 유두 주변도 예외는 아니다. 특히 겨울철이나 실내 난방 등으로 공기가 건조해지는 계절에는 피부의 수분이 쉽게 날아가 증상이 심해질 수 있다.

이럴 때는 저자극성 보습제를 꾸준히 발라주는 것이 도움이 된다. 유두나 유륜은 피부가 특히 민감한 부위이므로, 향이 강한 제품이나 알코올이 함유된 제품, 각질 제거 기능이 있는 제품은 피하는 것이 좋다. '무향', '무자극', '피부과 테스트 완료' 등의 문구가 있는 제품이 보다 안전하며, 시어버터, 세라마이드, 판테놀, 글리세린 등이 포함된 보습제를 선택하면 도움이 된다.

보습제를 바를 때는 목욕 직후처럼 피부에 수분이 남아 있는 상태에서 바로 발라주는 것이 가장 효과적이다. 필요하다면 하루 2~3회 정도 반복해 발라주는 것도 좋다.

유두 보습을 위해 흔히 사용되는 대표적인 제품으로는 다음과 같은 것들이 있다. 수유 중인 여성을 위해 개발된 제품이 많지만, 유두가 민감하거나 쉽게 건조해지는 사람이라면 수유 여부와 상관없이 누구나 사용할 수 있다

❶ **란시노 HPA 라놀린 크림**

모유 수유 중인 여성들이 자주 사용하는 천연 라놀린 크림으로, 유두 주변의 건조함과 자극을 완화하는 데 효과적이다.

❷ **마더러브 니플 크림**

천연 성분으로 만들어져 수유 중인 여성에게 적합하며, 민감한 피부를 부드럽게 진정시켜 준다.

❸ **메델라 퓨어레인 크림**

순수한 란올린 성분으로 피부 장벽을 강화하고, 건조하고 자극받은 피부를 빠르게 진정시키는 데 도움을 준다.

❹ **어스마마 엔젤 베이비 니플 버터**

유기농 성분으로 만들어져 파라벤이나 인공 향료 없이도 유두를 보호하고 보습해준다. 수유 중에도 안전하게 사용할 수 있는 제품이다.

피부 자극

잘 맞지 않는 브래지어나 거친 옷감이 유두 주변을 자극하여 가려움을 유발할 수 있다. 부드럽고 통기성이 좋은 옷을 입고, 자극이 되는 의류나 브래지어를 피하는 것이 중요하다.

접촉성 피부염

특정 화장품, 세제, 향수 또는 로션에 알레르기 반응이 일어나 가려움과 발진이 생길 수 있다. 알레르기 원인을 찾아 피해야 한다.

유두 습진

만성적인 피부 질환으로 가려움, 발적, 부종, 염증이 나타날 수 있다. 피부과 전문의의 처방에 따라 스테로이드 크림이나 보습제를 사용하는 것이 효과적이다. 유두 습진은 모유 수유 중인 여성에게서 흔히 발생하며, 유두와 유륜이 건조하고 가려우며 붉어질 수 있다. 수유 후 유두를 깨끗하게 하고, 유두 전용 보습제를 사용하는 것이 좋다.

곰팡이 감염

곰팡이 감염은 가려움과 함께 유두 주변에 붉은 발진이 생길 수 있다. 피부과 전문의의 처방에 따라 항진균 크림을 사용하고, 피부를 깨끗하고 건조하게 유지하는 것이 중요하다.

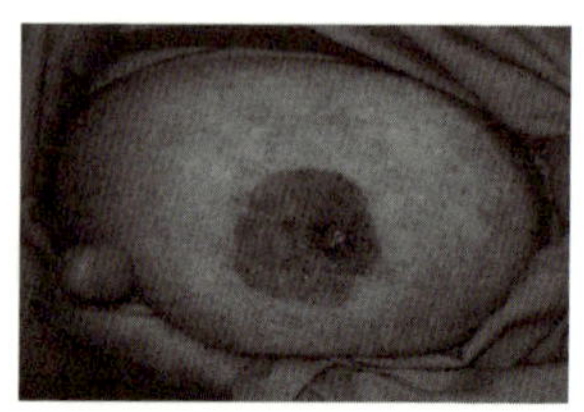

파제트병은 드물게 나타나는 유방 암의 한 형태로, 주로 유두와 유륜에 국한된 증상을 보인다. 피부 질환처럼 보여 처음에는 단순 습진이나 접촉성 피부염으로 오해되기 쉬우며, 실제로 오랜 기간 "별거 아닌 것"으로 여기고 지내다가 점차 병이 진행된 뒤에야 병원을 찾는 경우도 적지 않다.

가장 흔한 증상은 유두나 유륜 부위에 발생하는 변화이다. 예를 들어 유두 주변에 붉은 반점이 생기거나, 피부가 두꺼워지고 거칠어지며, 얇게 벗겨지듯 각질이 생기기도 한다. 가려움이나 따가움, 자극감이 동반되는 경우도 있으며, 유두가 갈라지거나 진물이 나오는 양상으로 나타날 수도 있다. 이러한 증상은 처음에는 습진과 구분이 어려우나, 시간이 지날수록 점점 넓게 퍼지는 경향이 있을 수 있다.

유두에서 비정상적인 분비물이 나오거나, 유두가 안쪽으로 함몰되는 등의 변화도 파제트병에서 나타날 수 있는 증상이다. 더 진행되면 유두 아래에서 덩어리가 만져지는 경우도 있으며, 이는 침윤성 유방암이 동반된 상태일 가능성이 있다.

파제트병의 특징은 '피부에 국한된 병처럼 보이지만, 실제로는 유방 안에 암이 존재하는 경우가 많다'는 점이다. 따라서 유두나 유륜에 피부염처럼 보이는 변화가 생기고, 그 양상이 반복되거나 점점 넓어지며 잘 낫지 않는다면 주의가 필요하다.

정확한 진단을 위해 유방 촬영, 초음파, 경우에 따라 조직검사 등이 필요할 수 있으며, 초기일수록 치료도 간단한 경우가 많다. 때문에 증상의 변화 양상을 스스로 꾸준히 관찰하고, 단순 피부 질환과는 다르게 오래 지속되거나, 점점 퍼지거나, 자주 재발한다면 한 번쯤은 유방 질환의 가능성도 생각해보는 것이 좋다.

유두 주변의 가려움은 이처럼 다양한 원인에 의해 발생할 수 있으며, 대부분은 경미한 문제로 인해 발생한다. 하지만 가려움과 함께 통증, 발진, 비정상적인 분비물 등의 증상이 동반될 경우 의료 전문가와 상담하는 것이 중요하다. 주기적인 피부 관리와 적절한 의류 선택을 통해 가려움을 예방하고 건강한 피부를 유지하도록 하며, 필요한 경우 정확한 진단과 적절한 치료를 위해 의료 전문가를 찾아야 함을 기억해야 한다.

남자인데, 여자 가슴처럼 커요

여성형 유방증의 원인들

호르몬 불균형

남성의 몸에서도 여성호르몬인 에스트로겐과 남성호르몬인 테스토스테론이 일정한 균형을 유지해야 한다. 에스트로겐은 여성 호르몬으로 유방 조직의 발달을 촉진한다. 반면, 테스토스테론은 남성 호르몬으로 이러한 발달을 억제한다. 이 균형이 깨지면 유방 조직이 자극을 받아 발달할 수 있다. 특히 사춘기나 폐경기에 호르몬 변화가 흔하게 일어난다.

약물의 영향

스테로이드, 항안드로겐(예: 남성형 탈모증 및 전립선 비대증 치료에 사용되는 의약품인 '피나스테리드' 또는 '미녹시딜'), 일부 고혈압약, 정신과 약물 등은 여성형 유방증을 유발할 수 있다. 이들 약물은 호르몬 대사를 방해하거나 균형을 변화시켜 유방 조직을 자극할 수 있다.

기저 질환

간 질환, 갑상선 기능 이상, 만성 신장 질환 등의 전신 질환이 호르몬 대사에 영향을 주어 여성형 유방증을 일으킬 수 있다.

가성 여성형 유방증

실제 유선 조직의 발달 없이 지방이 과도하게 축적되어 가슴이 커지는 현상은 '가성 여성형 유방증Pseudogynecomastia'이라 부른다. 주로 체중 증가와 관련 있으며, 지방조직에 의한 형태 변화로 발생한다.

여성형 유방증이 의심될 때는 병력, 약물 사용 여부, 신체검사, 유방 초음파, 혈액 검사 등을 통해 원인을 파악하고 유선 조직이 실제로 발달했는지 확인하는 것이 중요하다.

여성형 유방증의 치료

여성형 유방증의 치료는 그 원인과 형태에 따라 달라진다. 먼저 유선 조직이 실제로 발달한 경우(진성 여성형 유방증)에는, 약물 부작용이나 내분비 질환 등이 원인일 수 있어, 현재 복용 중인 약제를 조정하거나 기저 질환을 치료하는 것이 우선적으로 고려된다. 호르몬 불균형이 원인일 경우, 남성호르몬 보충이나 항에스트로겐 약물 사용을 통해 개선을 시도할 수 있지만, 약물 치료는 일반적으로 초기에만 효과가 있는 것으로 알려져 있다.

약물에 반응이 없거나 증상이 장기간 지속되는 경우, 또는 통증·

심리적 불편감·외형적인 문제로 일상생활에 영향을 받는 경우에는 수술적 치료가 도움이 될 수 있다. 이때는 유선 조직을 직접 제거하는 유선절제술이나, 필요 시 유방의 전체 크기를 줄이는 유방 축소 수술이 시행된다. 수술은 비교적 간단하며 회복도 빠른 편이어서 일상으로의 복귀에 큰 무리가 없다.

한편, 지방 조직이 과도하게 축적되어 발생한 가성 여성형 유방증은 유선의 발달 없이 외형만 커진 경우로, 운동과 식이요법을 통한 체중 감량이 가장 기본적인 치료 방법이다. 단순한 지방 축적에만 국한되어 있다면 비교적 잘 호전되지만, 지방이 잘 빠지지 않거나 피부 탄력이 떨어져 늘어짐이 우려되는 경우에는 지방흡입술을 고려할 수 있다.

다만 진성과 가성 여성형 유방증이 혼합된 경우도 흔하다. 특히 한쪽 가슴만 유난히 커져 있거나 단단한 덩어리가 만져지는 경우에는 유방 초음파 등의 검사를 통해 유선 조직의 상태를 먼저 정확히 확인하는 것이 필요하다. 각자의 상태에 따라 치료 방법은 달라질 수 있으므로, 자신의 유형과 원인을 이해하는 것이 치료의 첫걸음이다.

악성을 의심해야 하는 소견이 있다면, 정확한 진단을 위해 유방 촬영술맘모그래피과 유방 초음파 검사가 필요하다. 이러한 검사들은 유방의 내부 구조를 상세히 살펴보고, 이상 징후를 조기에 발견하는 데 매우 유용하다.

만약 검진 결과가 의심스럽다면, 추가적인 검사나 조직 검사를 통해 확진을 받을 수 있다. 유방에서 무언가 만져질 때 대부분은 양성 질환인 경우가 많지만, 드물게 중요한 질환의 신호일 수도 있다. 따라서 스스로 판단하기보다는 병원을 찾아 객관적인 검사를 받아보는 것이 가장 안전하다.

앞서 언급한 증상들은 진단에 중요한 실마리를 제공하며, 여기에 나이, 병력, 가족력과 같은 개인의 배경까지 함께 고려해 전문의와 상담하는 것이 필요하다.

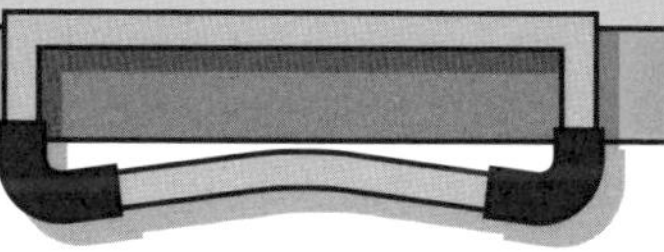

검사

유방 검사에 대해
알고 싶어요

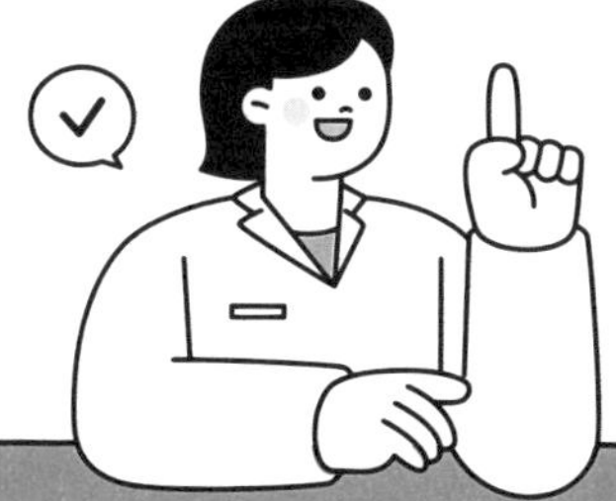

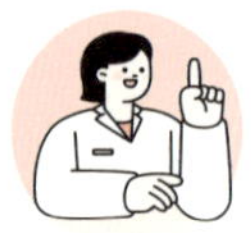

건강검진 및
다양한 유방 검사법

최근 유방암 발병률이 증가하면서 국가에서는 40세 이상 여성들에게 2년에 한 번씩 유방 검진을 제공하고 있다. 유방 검사는 어떠한 종류들이 있고, 어떻게 이루어질까? 각 검사들에 대한 내용을 소개한다.

한국유방암학회, 국립암센터 권고안에 따르면, 유방암을 조기에 발견하기 위해서는 자가검진, 진찰과, 영상의학적 유방 검사를 정기적으로 받아야 한다. 증상이 없더라도, 30세 이후의 여성은 매월 유방 자가검진을 하고, 35세 이후에는 2년에 한 번 정기적으로 의사의 임상진찰을 받아야 하고, 50세 이후에는 1~2년마다 의사의 임상진찰 및 유방 촬영술을 받도록 권고한다. 유방 촬영과 유방 초음파 두 가지 검사로 대부분의 유방암은 진단 가능하다.

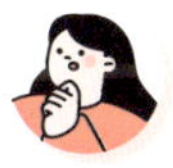

"건강검진으로 유방 촬영을 했는데, 가슴이 너무 아프고 불편했던 기억이 있어요. 건강검진에서 다른 것은 몰라도 유방 촬영만은 피하고 싶어요."

건강검진에서 흔히 하는 유방 검사는 유방 촬영과 유방 초음파다. 가장 기본적인 검사는 유방 촬영이지만, 치밀 유방의 경우 유방 촬영에서 종양 확인이 어려운 경우가 있어 유방 초음파를 같이 시행하기도 한다.

유방 촬영술Mammography

유방 촬영은 X-선을 이용해 유방을 촬영하는 검사로, 전 세계적으로 유방암 조기 검진의 표준으로 자리 잡고 있다. 특히 미세석회화를 발견하는 데 탁월하여, 다른 검사로는 잘 보이지 않는 유관 상피내암DCIS 같은 초기 암을 조기에 찾아낼 수 있다. 다만 유방 촬영은 치

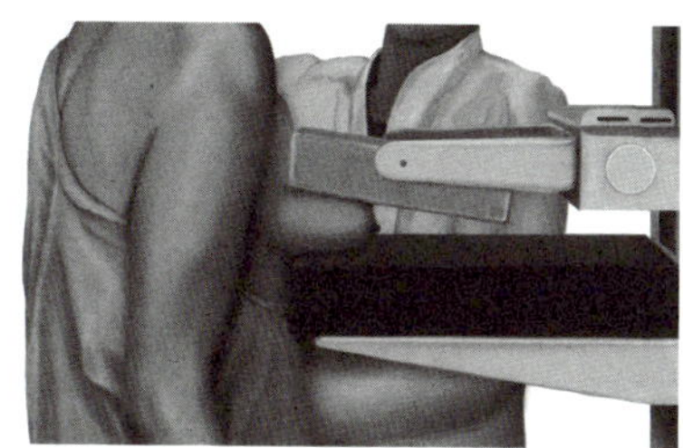

밀 유방을 가진 여성에서는 혹이 생기더라도 잘 구분하기 어려울 수 있고, 촬영 시 가슴을 압박해야 하므로 불편감이 있을 수 있다. 또한 소량의 방사선 노출이 동반되지만, 임산부가 아니라면 일반적으로는 건강에 영향을 미치지 않을 수준이다.

유방 초음파 Breast Ultrasound

유방 초음파는 고주파 음파를 이용해 유방 내부를 영상화하는 검사로, 방사선을 사용하지 않아 안전하게 반복할 수 있다는 장점이 있다. 특히 아시아 여성의 65~70%가 치밀 유방을 가지고 있는데, 치밀 유방에서는 유방 촬영만으로 종양을 구분하기 어려워 초음파가 큰 도움이 된다. 젊은 여성의 경우 치밀도가 높은 경향이 있어 더 권고되며, 임신 중이거나 방사선 노출에 민감한 경우에도 안심하고 시행할 수 있다는 점에서 활용도가 높다.

초음파는 혹이 단순히 액체로 차 있는 낭종인지, 고형의 종양인지 구분하는 데 특히 유용하다. 이러한 정보는 이후 검사와 치료 계획을 세우는 데 중요한 단서가 된다. 다만 검사자의 숙련도에 따라 결과가 달라질 수 있고, 아주 작은 미세석회화는 발견하기 어렵다는 한계가 있다.

따라서 유방 초음파는 유방 촬영을 대체하기보다는 보완하는 검사로 이해하는 것이 바람직하다. 실제로 우리나라 국가검진에서도 유방 촬영을 기본으로 하되, 치밀 유방으로 판정된 여성에게는 유방 초음파를 추가로 권고하고 있다.

유방 MRI는 자기장과 조영제를 이용해 유방을 정밀하게 관찰하는 검사다. 일반 여성에게 권고되는 검진법은 아니지만, 이미 유방암이 있는 경우 양쪽 유방을 평가하거나, 여러 병변의 동시 존재 여부와 수술 범위 결정에 도움이 된다.

또한 BRCA 유전자 돌연변이 보유자 같은 고위험군 여성에게 정기 검진으로 권고되며, 수술·항암 치료 후 재발 평가, 보형물 파열 확인 등 특수 상황에서 활용된다.

다만, 비용이 높고 조영제 주사가 필요하며, 작은 병변까지 예민하게 잡아내 실제 암이 아닌 병변을 '의심'으로 판정해 불필요한 검사가 이어질 수 있다는 한계도 있다. 따라서 MRI는 일상적 검진보다는 고위험군이나 기존 검사에서 불확실할 때, 치료 방침을 세우는 상황에서 선택적으로 시행하는 검사로 이해하는 것이 바람직하다.

유방 촬영과 유방 초음파는 서로 보완적인 검사로, 함께 시행할 때 유방암을 더 정확히 진단할 수 있다. 유방 촬영은 미세석회화를 확인하는 데 강점이 있고, 유방 초음파는 치밀 유방에서 종괴를 찾는 데 효과적이다. 따라서 개인의 연령, 유방 조직의 특성, 위험 요인에 따라 두 검사를 적절히 조합해 활용하는 것이 바람직하다.

PET 검사

일반적인 건강검진에서는 유방 촬영술, 초음파, 때로는 MRI까지가 기본 검사에 해당한다. PET 검사는 주로 유방암이 진단된 이후 병의 범위나 전이 여부, 치료 반응을 평가할 때 추가로 시행된다. 암 환자에게도 기본적으로 시행하는 검사는 아니며, 필요할 때만 선택적으로 시행된다.

PET 검사의 원리

PET 검사는 유방암에 흡수되는 미량의 방사성 의약품을 주사한 후, 특수 영상장비를 통해 유방암 조직에서 나오는 미량의 방사선을 검출하여 영상을 만드는 검사다. 여러 가지 의약품을 사용할 수 있지만, 암세포가 정상 세포보다 빨리 자라나면서 포도당을 많이 필요로 한다는 특성을 이용해 방사성 포도당인 FDG를 가장 많이 사용한다.

PET 검사의 장점과 활용

PET 검사는 주변 정상 조직과 암 조직 사이에 뚜렷한 차이를 보이는 영상을 얻을 수 있고, 한 번에 넓은 부위를 검사할 수 있다는 장점이 있다. 이러한 특성 때문에 다른 검사 결과가 분명하지 않을 때 진단에 도움을 받을 수 있다. 이미 조직검사를 통해 유방암 진단을 받은 환자에서는 유방암의 진행 정도를 판정하는 초기 병기 설정에 이용할 수 있다. 또한 수술 후 재발 여부를 확인하고 항암 치료나 방사선 치료에 대한 반응을 평가하는 데도 중요한 역할을 한다. PET 검사는 전신을 한 번에 촬영할 수 있어 다른 장기로의 전이 여부도 함께 확인할 수 있는 유용한 검사법이다.

가슴 검사를 진행 후 결과에 대한 질문에 대해 알아보자.

치밀 유방이 무엇인가요?

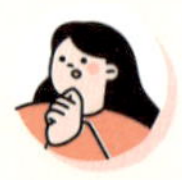

치밀 유방이란 유방 내부에 지방보다 섬유선 조직과 유선 조직이 더 많이 차지하고 있는 상태를 말한다. 유방은 지방 조직, 섬유선 조직, 그리고 유선 조직으로 이루어져 있는데, 이 중 섬유선 조직과 유선 조직이 많으면 유방이 더 단단하고 치밀한 구조를 갖게 된다.

유방 촬영술에서 지방 조직은 어둡게 보이고, 섬유선 및 유선 조직은 하얗게 보인다. 그런데 문제는 유방암 역시 하얗게 나타난다는 점이다. 즉, 치밀 유방에서는 하얀 배경 위에 하얀 얼룩이 겹쳐진 것처럼 암이 잘 드러나지 않아 발견이 어려울 수 있다. 반면 지방이 많은 유방은 어두운 배경 속에서 흰색 종양이 뚜렷이 보이므로, 암 발견이 상대적으로 쉽다.

의학적으로 유방 밀도는 유방 촬영 결과에서 지방과 치밀 조직의 비율을 기준으로 네 가지 범주로 나눈다.

유방 촬영술에서 보이는 유방 조직의 4가지 카테고리

A(Almost entirely fatty): 유방이 대부분 지방 조직으로 이루어져 있으며, 유방암을 발견하기 쉽다.

B(Scattered areas of fibroglandular density): 유방에 약간의 섬유 및 유선 조직이 존재하며 유방암 발견이 비교적 용이하다.

C(Heterogeneously dense): 유방의 상당 부분이 섬유 및 유선 조직으로 채워져 있으며 유방암 발견이 어려울 수 있다.

D(Extremely dense): 유방이 거의 전부 섬유 및 선 조직으로 이루어져 유방암을 발견하기 매우 어렵다.

이 중 C와 D가 흔히 말하는 치밀 유방에 해당한다. 치밀 유방은 단순히 발견을 어렵게 할 뿐 아니라, 유방암 발생 위험도도 조금 더 높다고 알려져 있다. 따라서 치밀 유방으로 판정된 경우, 유방 촬영에 더해 유방 초음파 같은 보완 검사가 권고되기도 한다.

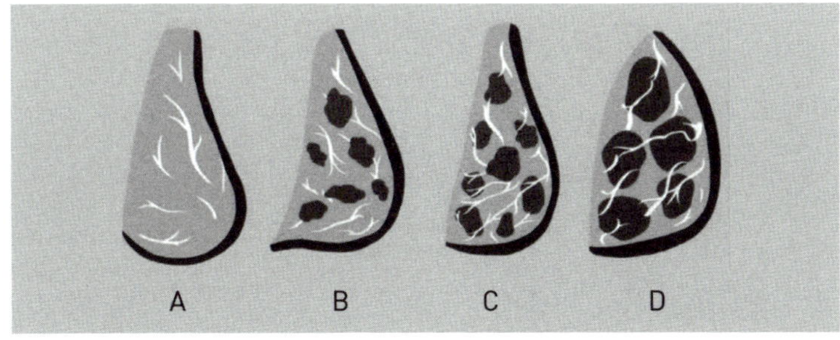

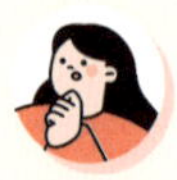

Q. 유방 촬영에서 석회화가 있다는데, 이게 무엇인가요?

석회화란 유방 내에 작은 칼슘 성분이 침착된 것을 의미한다. 쉽게 말하면 유방 안에 아주 미세한 '칼슘 알갱이'가 생긴 것이라고 이해할 수 있다. 이는 나이가 들면서 자연스럽게 발생할 수 있으며, 대부분은 특별한 증상이나 통증을 일으키지 않는다. 또한 초음파로는 잘 보이지 않고, 유방 촬영술에서만 확인되는 경우가 많다. 생각보다 흔하게 발견되지만, 대부분은 암과 관련 없는 양성 변화다. 다만 일부 모양이나 분포는 유방암의 초기 신호일 수 있어 주의가 필요하다.

석회화의 모양에 따른 분류

먼저 석회화의 모양에 따라 양성 석회화와 추가 검사를 요하는 석회화로 나누어질 수 있다.

양성 석회화의 경우, 대개 1~2개의 석회질이 보이며 모양은 깨끗하고, 석회질의 크기가 비교적 크다. 석회화의 모양이 팝콘 모양 popcorn-like, 막대 모양rod-like, 둥글거나round, 점상Punctate으로 나타나는 경우가 많다. 양성 석회화 침착은 염증 등의 원인에 의해 유선이 막히게 되면서 유선에서 분비되는 분비물들이 밖으로 배출되지 못하고 농축되어 딱딱한 석회질로 변한 것으로, 우유 칼슘milk of calcium이라 불리기도 한다.

반면 악성 석회화의 경우, 유방암 세포들이 자라다가 일부 세포가 죽어서 내부의 칼슘 성분이 침착되어 생기게 된다. 악성 석회화는 경계가 불분명한 형태Amorphous or indistinct를 보이고, 병변 자체가 거친 이질성coarse heterogeneous를 보이며, 모양이 불규칙하고fine pleo-morphic, 선형 또는 분지된 형태fine linear or branching를 보인다.

석회화의 분포에 따른 분류

석회화는 퍼져 있는 양상에 따라 분류하기도 하며, 그 의미도 달라진다. 유방 전체에 고르게 분포하는 확산된 형태Diffuse는 대부분 양성이어서 특별한 문제를 일으키지 않는다. 특정 구역에 비교적 넓게 보여 있는 지역적 형태Regional 또한 대개 양성인 경우가 많다. 그러나 좁은 범위 안에 여러 개의 석회가 모여 있는 군집된 형태Clustered는 주의가 필요하며 정밀한 평가가 요구된다. 특히 석회가 유관을 따라 길게 늘어서 있거나 분지된 모습으로 나타나는 선형Linear 또는 분절Segmental 형태는 유방암과 관련될 가능성이 높아 반드시 추가 검사가 필요하다.

대부분의 양성 석회화는 암과 관련이 없어 걱정할 필요가 없으며, 정기 검진 주기(2년)에 맞추어 추적 관찰하면 충분하다. 다만 새롭게 발생했거나 모양이 애매한 석회화는 변화 여부를 확인하기 위해 6개월 후 한 번 더 촬영을 권고하기도 한다. 반면 불규칙한 모양이나 군

집 양상으로 악성이 의심될 경우에는, 유방 초음파·확대 촬영·입체
정위 조직검사 등을 통해 반드시 확인해야 한다.

바이라드 카테고리BI-RADS category는 무엇인가요?

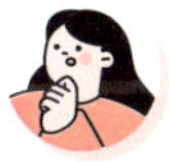

유방 검사를 시행한 후 검사 결과지를 받아보면 'C2', 'C3', 'C4'와 같이 카테고리가 적혀 있는 것을 본 적이 있을 것이다. 이는 단순한 숫자가 아니라, 'C'는 'Category'를 나타낸 것으로 미국 방사선학회American College of Radiology, ACR에서 만든 바이라드BI-RADS, Breast Imaging Reporting and Data System라는 국제 표준 분류 체계로, 유방 영상 검사 결과를 일정한 기준에 따라 해석해 암과 관련될 가능성을 숫자로 표현한 것이다. 이 숫자는 0부터 6까지 있으며, 숫자가 커질수록 암일 가능성이 높아질 수 있음을 의미한다. 다만 각각의 숫자는 조금씩 다른 의미를 가지고 있어, 단순히 '숫자가 크다=암이다'로 이해하기보다는 의료진의 설명과 함께 해석하는 것이 필요하다.

BI-RADS Category 0	추가 검사 필요	·초기 검사에서 유방 병변의 평가가 불충분하거나, 이전 영상과 비교가 필요한 경우 ·추가적인 유방 촬영술, 초음파 또는 MRII 검사가 필요함
BI-RADS Category 1	정상	·유방에 이상 소견이 없는 정상상태 ·정기적인 유방 검진 지속

BI-RADS Category 2	양성(비암성) 소견	· 양성 병변이 발견되었으며, 암의 가능성은 없는 상태 예 단순 낭종, 섬유선종 등 · 특별한 조치가 필요하지 않으며, 정기적인 유방 검진 지속
BI-RADS Category 3	양성 가능성 높은 소견 (추적 관찰 권장)	· 병변이 양성이 가능성이 매우 높으나 약간의 불확실성이 있음 · 악성 가능성은 2% 이하로 낮음 · 6개월마다 추적검사를 해서 병변의 변화 관찰이 필요함. 2년 동안 안정적으로 유지되면 BI-RADS 2로 변경됨
BI-RADS Category 4	악성 의심(조직검사 권장)	· 병변이 악성일 가능성이 있으나, 확정적이지 않은 상태로 세부등급에 따라 악성 가능성은 2%에서 95% 사이로 나뉨 · 4A (악성 가능성 낮음, 약 >2%~≤10%) → 대부분 양성이지만 배제를 위해 검사 필요 · 4B (악성 가능성 중간, 약 >10%~≤50%) → 양성·악성 가능성이 비슷해 조직검사 필수 · 4C (악성 가능성 높음, 약 >50%~<95%) → 상당수가 암으로 진단되므로 신속한 검사 필요
BI-RADS Category 5	악성 의심 매우 높음	· 병변이 악성일 가능성이 95% 이상으로 매우 높아 신속한 조직검사 필요
BI-RADS Category 6	조직검사를 통해 확인된 악성 소견	· 이미 조직검사를 통해 악성 종양으로 확진된 상태 · 기존의 유방암 진단을 바탕으로 치료 계획을 수립하고 시행하여야 함

BI-RADS Category 0은 검사 결과가 악성인지 양성인지 잘 모르는 경우이거나 불완전해 추가 검사 또는 추적 관찰이 필요한 경우를 말한다. 예를 들어, 병변의 모양이 이상한데 암일 수도 있고, 아닐 수도 있어 진단을 위해 추가적인 검사가 필요한 상태를 의미한다.

BI-RADS Category 1은 유방에 이상소견이 없는 정상인 상태로 정해진 일정에 따라 정기적인 유방 검진을 하면 되는 경우다. 예를 들어, 40세가 넘은 무증상 여성들은 2년마다 유방 촬영술을 이용한 유방암 검진을 시행하면 된다.

BI-RADS Category 2은 유방에 병변이 있으나 특별한 조치가 필요하지 않은 양성 병변을 가지고 있는 상태를 말한다. 단순 낭종이나 섬유선종 등이 있을 경우가 여기에 속하며, 조직검사나 특별한 처치, 수술 등이 필요하지 않다. 이 경우에는 국가검진 권고 주기(대체로 2년마다 유방 촬영술)를 따르거나, 개인의 위험도와 의사 상담에 따라 적절한 간격으로 정기 검진을 하면 충분하다.

BI-RADS Category 3은 혹이 있는데 양성 가능성이 높으며, 악성일 가능성이 2% 이하로 낮은 경우를 말한다. 이 경우에는 모두 조직검사를 바로 시행하지는 않고, 6개월마다 추적검사를 해서 병변의 변화를 관찰한다. 2년 동안 병변의 변화가 저명하지 않아 유방암의 가능성이 적다고 판단되면 BI-RADS 2로 변경된다.

BI-RADS Category 4는 악성이 의심되는 병변이 있는 경우로, 반드시 조직검사가 권장된다. 이 범주는 다시 세 가지로 나뉘는

데, 4A는 악성일 가능성이 약 2~10% 정도로 낮은 상태, 4B는 약 10~50% 정도로 중간 수준, 4C는 약 50~95% 정도로 매우 높은 상태를 의미한다. 따라서 이 단계에서는 조직검사를 통해 병리학적으로 유방암 여부를 확인하는 것이 필수적이다. 또한 조직검사 결과 암이 아니더라도, 고위험 병변이거나 영상소견과 결과가 일치하지 않는 경우에는 병변을 제거해야 하는 경우가 종종 있다.

BI-RADS Category 5는 95% 이상 혹이 악성일 가능성이 높은 상태이다. 종양의 형태와 특징이 전형적인 악성 종양과 일치하며 조직검사를 통해 올바른 치료계획을 세워야 한다.

BI-RADS 6은 이미 조직검사를 통해 유방암으로 확인된 상태로, 치료계획을 수립하고 치료를 시행해야 하는 경우다.

유방 검사 이후 조직검사를 권유받은 경우라면 BI-RADS 3 또는 4인 경우가 많다. 이 경우 조직검사를 권유받았다고 해도 유방암이 진단되었다고 생각할 필요는 없다. BI-RADS 3 또는 4A라면 조직검사를 권유받을 수는 있으나, 실제 그 결과가 유방암일 경우는 소수에 해당한다.

Q. 유방 조직검사는 왜 하고, 안전한가요? 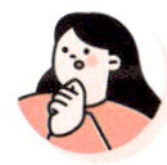

조직검사는 암인지 아닌지 확실히 확인하는 가장 정확한 방법이다. 영상검사만으로는 '의심'까지만 가능해, 최종 판단에는 조직검사가 필요하다. 많이 걱정하는 "검사 때문에 암이 퍼진다"는 우려는 사실과 다르다. 조직검사를 할 때 암세포가 바늘 경로를 따라 이동하거나 혈관으로 들어가 전이될 수 있다는 우려는 과학적 근거가 거의 없다. 설령 암세포가 살아있더라도 수술 할 때 유방암 내 바늘이 지나간 경로까지 함께 제거되므로, 걱정은 내려놓아도 된다.

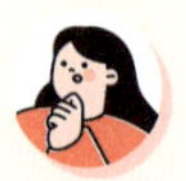

유방 조직검사는 유방 결절이나 의심되는 병변을 평가하기 위해 시행되는 검사로, 세침흡인검사, 중심부 바늘 생검, 진공 보조 생검, 절개 생검 네 가지 유형으로 나뉘어진다.

세침흡인생검Fine Needle Aspiration Biopsy

얇고 긴 바늘로 유방 결절에서 세포를 채취한다. 국소마취가 필요할 수 있으며, 빠르고 간단하여 시술 시간이 짧다. 하지만 채취된 조직의 양이 적어 정확한 진단이 어려울 수 있다.

중심부 바늘 생검Core Needle Biopsy

국소마취 후 두껍고 속이 빈 바늘로 유방 조직의 샘플을 여러 개 채취한다. 초음파, 유방 촬영술 또는 MRI로 병변을 확인하며 시행한다. 충분한 양의 조직을 얻을 수 있어 정확한 진단이 가능하나, 시술 후 약간의 멍이나 출혈이 발생할 수 있다. 보통 국소마취로 진행된다.

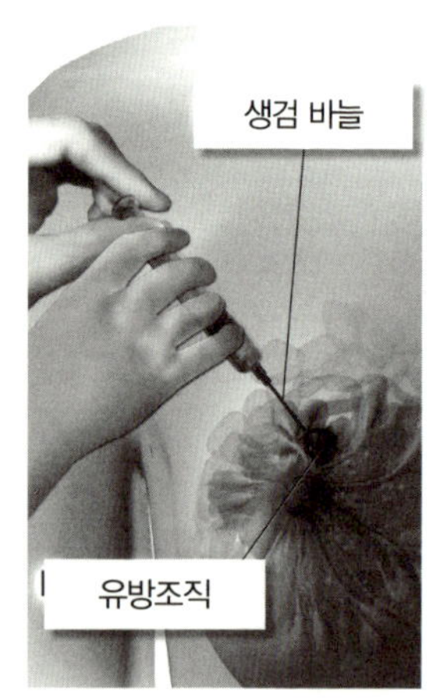

진공 보조 생검Vacuum-Assisted Biopsy

국소마취 후 진공흡입장치가 장착된 굵은 바늘로 연속적으로 유방 조직을 채취한다. 초음파하에 진행된다. 다량의 조직을 얻기위해 시행되거나, 병변을 동시에 제거할 수 있어서 병변의 진단과 치료를 동시에 하기 위해 시행하기도 한다.

절개생검Surgical Biopsy

절개생검은 말 그대로 유방을 절개해 의심되는 조직을 직접 떼어내는 방법이다. 국소마취나 전신마취를 하고 시행하며, 비교적 많은 양의 조직을 얻을 수 있어 확실한 진단이 가능하다. 그러나 수술이라는 특성상 다른 조직검사보다 회복 기간이 필요하고 흉터가 남을 수 있다. 최근에는 덩어리 전체를 제거해야 하거나, 바늘 생검, 진공 보조 생검으로는 진단이 충분하지 않을 때 제한적으로 시행된다.

유방 조직검사 이후 주의해야 할 합병증

유방 조직검사 이후에는 몇 가지 합병증과 주의해야 할 사항이 있다.

바늘이나 절개 도구가 혈관을 건드리면 출혈이 발생할 수 있다. 보통 세침흡인검사와 중심부 바늘 생검으로 인한 출혈이 흔하고, 진공 보조 생검과 절개 생검에서는 더 많은 출혈이 발생할 수 있다. 따라서 시술 후 압박 붕대와 얼음 찜질을 통해 출혈을 줄이고 혈종 형성을 예방한다.

조직검사 이후 염증반응으로 인해 붓기가 발생할 수 있다. 조직이 손상되어 체액이 시술부위로 모여 붓기를 유발하는데, 이러한 경우 얼음 찜질을 통해 염증 반응을 완화하고 붓기를 줄일 수 있다.

시술 과정에서 유방 조직과 신경이 자극을 받는 경우 통증이 발생할 수 있으며, 진통제를 복용해 통증을 관리한다.

피부를 절개하거나 바늘을 삽입하면 세균이 침투할 수 있어 감염 위험이 있다. 따라서 시술 부위를 깨끗하게 유지해야 하고, 발열이나 심한 통증, 붉은 반점 등의 감염 징후가 나타나면 즉시 의료전문가와 상담해야 한다.

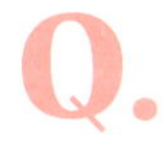
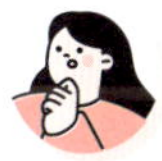

흔히 '맘모톰'이라고 부르는 시술은 사실 특정 기계의 상품명으로, 의학적으로는 진공 보조 유방 생검Vacuum-Assisted Breast Biopsy, VABB을 뜻한다. 이 시술을 할 때 많이 사용하는 기계로는 맘모톰뿐만 아니라, 엔코Encor, 벡스코어Bexcore가 있다. 중심부 바늘 생검이 굵은 바늘로 병변의 일부를 여러 조각 채취하는 방식이라면, 맘모톰은 진공 흡입 장치를 이용해 더 많은 양의 조직을 정밀하게 채취할 수 있는 것이 가장 큰 차이점이다. 따라서 병변이 작거나 깊이 위치해 일반적인 조직검사로 진단이 불충분할 수 있는 경우에 유용하다. 맘모톰은 단순히 조직을 떼어내어 진단하는 데 그치지 않고, 작은 양성 종양은 아예 제거하는 치료적 목적으로도 활용할 수 있다. 전통적인 수술보다 덜 침습적이고, 회복이 빠르며, 흉터가 적다는 장점 덕분에 최근에는 진단과 치료 모두에서 널리 쓰이고 있다.

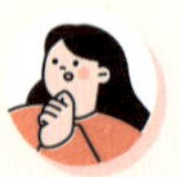

유방 조직검사를 하고 나면 결과를 듣기까지 보통 1~2주일 정도 걸린다. 많은 환자들에게 이 기다림은 길게 느껴질 수 있다. 그 사이에 채취된 조직은 여러 단계의 정밀한 과정을 거친다.

먼저 조직 고정 과정을 통해 보존된다. 조직이 썩거나 변형되지 않도록 화학 용액주로 포르말린에 담가 단단하게 굳히는 단계다. 다음은 조직 절편 제작이다. 고정된 조직을 파라핀에 넣어 블록을 만든 뒤, 이를 머리카락보다 얇게 잘라 현미경으로 볼 수 있도록 준비한다.

그 후 염색 과정을 거친다. 대표적으로 헤마톡실린과 에오신H&E 염색을 통해 세포핵은 파랗게, 세포질은 분홍색으로 물들어 세포의 구조가 선명하게 보인다. 경우에 따라 특정 단백질을 확인하는 면역조직화학염색IHC이나 유전자 이상을 확인하는 형광제자리부합법FISH 등이 추가된다.

마지막으로 병리과 의사가 현미경으로 결과를 판독한다. 병리학적 해석을 통해 암인지, 양성 종양인지, 염증성 질환인지가 구분된다. 유방암으로 판정되면 암의 종류와 등급, 그리고 치료 방향에 중요한 호르몬 수용체ER, PR 및 HER2 단백질의 상태도 함께 평가한다.

이러한 정보들은 단순한 진단을 넘어 환자에게 가장 적합한 치료 방침을 세우는 데 결정적인 역할을 한다.

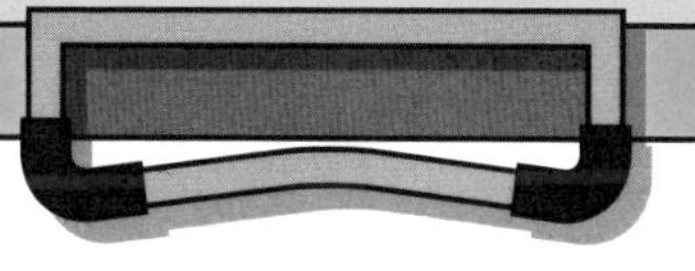

PART 4

진단

가슴에 나타나는 양성 질환들

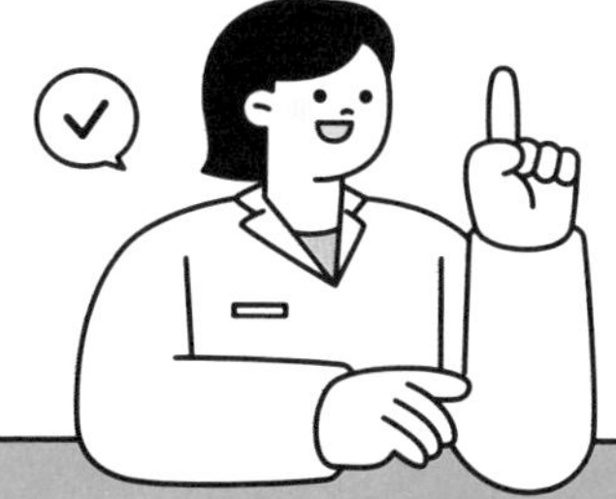

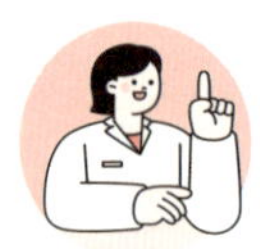

가슴에 흔히 나타나는 양성 질환들

유방에 혹이나 변화가 생기면 많은 분들이 가장 먼저 '혹시 암이 아닐까' 하고 걱정부터 하게 된다. 그러나 실제로 병원에서 만나는 유방의 덩어리나 증상 가운데는 암보다 양성 질환이 훨씬 더 흔하다. 양성 질환이란 암처럼 퍼지지 않고 생명을 위협하지 않는 질환을 뜻한다.

이 파트에서는 유방에서 자주 나타나는 양성 질환들을 하나씩 짚어본다. 섬유선종, 엽상종양, 관내유두종 같은 혹에서부터, 함몰유두처럼 태어날 때부터 구조적으로 보이는 변화, 그리고 유방염 같은 염증성 질환까지 포함된다. 각각의 특징과 치료 원칙, 생활 속에서 도움이 될 수 있는 조언을 함께 담았다. 이 내용을 읽고 나면 혹시 가슴에 변화를 발견했을 때 막연한 두려움보다는, '이런 경우도 있을 수 있구나' 하고 조금 더 차분하게 바라볼 수 있을 것이다.

불안해지기 전에 읽는 유방 이야기

 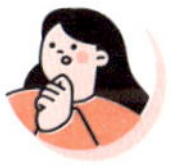

섬유낭성변화는 무엇인가요?

섬유낭성변화는 유방에서 흔히 나타나는 양성 변화로, 섬유조직이 단단해지거나 작은 낭종이 생기는 상태를 말한다. 이로 인해 유방이 울퉁불퉁하게 만져지거나 뭉친 듯한 느낌이 들 수 있고, 통증이 동반되기도 한다. 특히 생리 직전에는 증상이 더 심해지는데, 이는 호르몬의 주기에 따라 유방 조직이 민감하게 반응하기 때문이다.

여성의 유방 실질은 에스트로겐과 프로게스테론 같은 호르몬에 매우 민감하다. 배란 후와 생리 직전에 호르몬 분비가 변하면서 유방의 소엽과 유관이 일시적으로 커지고, 그 과정에서 유방 내 압력이 높아져 섬유조직이 두꺼워지거나 작은 낭종이 형성될 수 있다. 이런 변화는 정상적인 주기적 반응의 일부이지만, 일부 여성에서는 증상이 뚜렷하게 나타나 섬유낭성변화라는 진단을 받게 된다. 섬유낭성변화는 흔한 상태이며, 암으로 진행하는 경우는 극히 드물다.

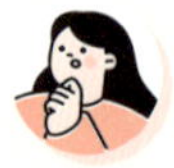

　유방 낭종은 액체가 차 있는 주머니가 유방 조직 안에 생긴 상태를 말한다. 흔히 '물혹'이라고 불리며, 단독으로 생기기도 하고 여러 개가 동시에 나타나기도 한다. 폐경 전 여성에서 특히 잘 발생하며, 크기가 크면 부드럽고 움직이는 덩어리로 만져질 수 있다. 대부분은 증상이 없지만, 때로는 압통이나 생리 전후의 불편감을 호소하기도 한다.

　낭종은 초음파로 쉽게 확인할 수 있으며, 필요할 때는 가느다란 바늘로 액체를 빼내어 진단과 동시에 치료를 하기도 한다. 다만 낭종의 액체는 시간이 지나면 다시 차오를 수 있는데, 이 경우에도 대부분은 큰 문제가 되지 않는다. 반복적으로 커지거나 통증이 심할 때만 추가 치료를 고려한다. 유방 낭종은 양성이며 암과 직접적인 관련은 없지만, 영상 검사에서 다른 병변과 구별이 필요할 때가 있어 주치의의 판단에 따라 관리된다.

섬유선종은 무엇인가요?

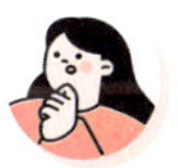

　섬유선종은 유방의 샘조직(유관과 소엽)과 이를 지지하는 섬유조직이 함께 증식하면서 생기는 양성 종양이다. 주로 젊은 여성에서 흔히 발견되며, 크기는 아주 작은 것부터 몇 센티미터 이상으로 크게 자라기도 한다. 하나만 발생할 수도 있지만 여러 개가 동시에 나타나는 경우도 있다.

　섬유선종은 둥글거나 타원형의 모양을 가지며, 경계가 뚜렷하고 피부 밑에서 잘 움직이는 것이 특징이다. 만져보면 단단하면서도 고무 같은 탄성을 띠며, 생리주기에 따라 크기도 달라질 수 있고, 통증도 변할 수 있다. 크기가 작을 때는 초음파 검사로만 확인되는 경우도 많다.

　여성호르몬에 영향을 받아 증식을 하기 때문에, 생리 주기, 임신, 피임약 사용 등 호르몬 변화가 있는 시기에 섬유선종이 더 커지거나 뚜렷해질 수 있다.

　섬유선종은 대부분 양성이며, 일반적으로 유방암의 발생 위험을 높이지 않는다. 크기가 작고 일상생활에 불편을 주지 않는 경우에는 치료가 필요하지 않다. 그러나 덩어리가 점점 커지거나 통증이 심한 경우, 유방의 모양을 변형시키는 경우에는 수술적 제거가 고려된다.

또한 세포 변화가 동반된 복합 섬유선종은 드물지만 약간의 암 발생 위험이 보고되어, 절제를 권하기도 한다.

 **Q.** 엽상종양은 무엇인가요? 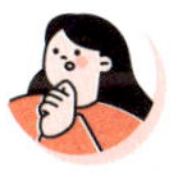

엽상종양은 유방의 결합조직에서 발생하는 드문 종양으로, 단면을 보면 식물의 잎맥처럼 갈라져 보이는 특징 때문에 '엽상 종양'이라는 이름이 붙었다. 영상검사나 조직검사에서 섬유선종과 비슷하게 보일 수 있지만, 크기가 더 크고 성장 속도가 빠른 경우가 많아 감별이 필요하다.

엽상종양은 대체로 단단하고 잘 움직이며, 대부분 통증은 없지만 크기가 빠르게 자라면 피부가 늘어나거나 압박감, 불편감을 줄 수 있다. 섬유선종이 호르몬 자극에 민감하게 반응하여 생기는 것과 달리, 엽상종양은 유방의 결합조직이 비정상적으로 증식하는 것이 주요 기전으로 알려져 있다. 따라서 폐경 전후와 관계없이 발생할 수 있고, 짧은 기간 동안 갑자기 커지기도 한다.

진단은 보통 중심부 바늘 생검으로 시작하지만, 확실한 판별을 위해서는 종양을 완전히 제거한 뒤 절제 생검을 통해 확인하는 것이 필요하다. 엽상종양은 조직학적으로 양성, 경계성, 악성으로 나뉘며, 양성이라 하더라도 재발할 수 있어 완전 절제가 원칙이다. 악성에 가까울수록 재발 위험이 더 크므로 주변 정상 조직까지 포함해 넓게 절제해야 하고, 수술 후에도 정기적인 추적 검사가 반드시 필요하다.

드물게 악성으로 진단되면 항암 치료나 방사선 치료를 추가하기도 한다. 그러나 악성 엽상종양은 일반적인 유방암과 달리 호르몬 치료나 항암제에 잘 반응하지 않고, 치료 방식도 유방암이 아니라 연조직 육종soft tissue sarcoma에 더 가깝다.

관내유두종은 무엇인가요?

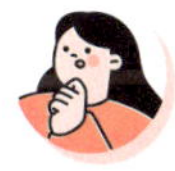

　관내유두종은 유방의 유관(모유가 흐르는 길) 안쪽에 작은 혹처럼 자라는 양성 종양이다. 현미경으로 보면 손가락 모양의 돌기들이 관 속으로 뻗어 있는 모습이라 '유두종'이라 부른다. 관내유두종의 가장 대표적인 증상은 유두에서 혈액이 섞인 분비물이다. 특히나 종양이 크거나 반복적으로 혈성 분비물을 일으키는 경우, 또는 영상검사에서 암과 구분하기 어려운 소견을 보이는 경우에는 수술적 제거가 권유된다. 또한, 조직검사에서 비정형세포가 동반된 경우에는 암으로 진행할 가능성을 배제할 수 없어 수술적 제거와 추가 검사가 필요하다.

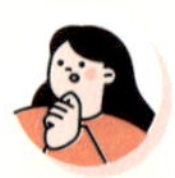

비정형세포는 말 그대로 정상과는 다르고, 그렇다고 암이라고 하기도 어려운 세포를 뜻한다. 특히 유관 안에서 세포가 지나치게 증식하면서 구조가 어긋난 경우를 '비정형 관상 증식Atypical ductal hyper-plasia'이라 한다.

비정형세포 자체가 암은 아니지만, 시간이 지나면서 암으로 발전할 가능성이 있어 위험 신호로 여겨진다. 실제로 조직검사에서 비정형세포가 발견된 경우, 종양을 완전히 제거해 확인해 보면 상피내암이 함께 발견되는 경우도 드물지 않다. 따라서 비정형세포가 확인되면 반드시 더 큰 범위에서 암이 동반되지 않았는지 확인하는 과정이 필요하다.

치료는 단순 추적 관찰만으로는 부족하며, 진단과 치료 목적을 겸해 절제가 원칙이다.

Q. 유방 지방종은 무엇인가요?

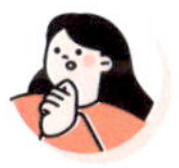

지방종은 지방세포가 덩어리로 뭉쳐 만들어지는 양성 종양이다. 몸 어디에서든 나타날 수 있는데, 유방에서도 발견될 수 있다. 대부분 부드럽고 말랑말랑하게 만져지며, 특별한 통증은 없다. 유방암과는 관련이 없고, 영상검사로도 비교적 쉽게 확인된다. 크기가 작고 불편이 없으면 그냥 두어도 되며, 미용적인 이유나 감별을 위해 제거하기도 한다.

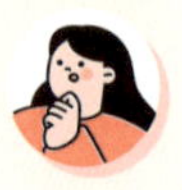

　유방염은 임신시 발생하는 유방염과 임신과 관계없는 비임신성 유방염이 있다. 수유기에 생기는 유방염이 모유 정체와 세균 감염에 의해 발생한다면, 비임신성 유방염은 그보다 훨씬 복잡한 양상을 보인다. 주된 원인은 유두나 유관을 통해 세균이 들어가면서 발생하는데, 증상은 통증, 발적, 부종, 열감으로 시작하고, 고름이 잡히기도 한다. 항생제 치료가 기본이지만, 고름이 생기면 배농고름을 빼내는 시술이 필요하다. 문제는 이 시기에는 염증으로 인해 상처가 잘 아물지 않아, 치료가 길어지고 환자가 큰 불편을 겪는다는 점이다. 흡연과 깊은 관련이 있다고 알려져 있지만, 국내에서는 특별한 원인 없이 발생하는 경우가 많다.

　더 드문 경우에는 단순 세균 감염만이 아니라, 면역 반응 이상이 관여하는 것으로 추정되는 특발성 육아종성 유방염Granulomatous mastitis 형태로 나타나기도 한다. 이 경우 병은 몇 주 만에 끝나는 것이 아니라, 6개월에서 1년 이상 호전과 악화를 반복하며 만성적으로 이어질 수 있다. 항생제만으로는 호전되지 않아, 스테로이드부신피질 호르몬제 치료가 필요하기도 하고, 일부는 면역 억제제인 메토트렉세이트 같은 약물을 쓰기도 한다. 또한 일부 환자에서는 갑상선이나 다른 내분비 질환과 연관성이 보고되어 있어, 동반 질환을 확인하기 위한 검사도 진행되기도 한다.

비임신성 유방염은 흔하지 않지만, 한번 걸리면 오랫동안 재발하며 삶의 질을 크게 떨어뜨린다. 치료 과정에서 수술을 반복적으로 받아야 하거나, 흉터로 인해 유방 모양이 변할 수도 있다. 따라서 이 질환은 조기 발견과 적절한 치료가 무엇보다 중요하다.

함몰유두는 유두가 바깥으로 돌출되지 않고 안쪽으로 들어간 상태를, 편평유두는 주변 피부와 거의 일직선으로 놓여 돌출이 잘 되지 않는 상태를 말한다. 대부분은 태어날 때부터 유두의 구조가 그렇게 형성된 경우로, 선천적인 요인이 크다. 성인이 된 이후 후천적으로 발생하는 경우도 있으나, 이때는 주로 염증이나 흉터, 드물게는 유방암 같은 질환과 관련될 수 있어 주의가 필요하다.

함몰유두와 편평유두는 대체로 문제를 일으키지 않는다. 다만 정도가 심한 경우에는 수유 시 아기가 젖을 물기 어려워 불편을 겪을 수 있고, 유두가 안쪽에 위치하다 보니 청결 유지가 어려워 분비물이나 염증이 생길 가능성이 약간 높다. 따라서 특별히 위생 관리에 신경 쓰는 것이 좋다. 샤워 시 유두 주변을 부드럽게 씻고, 이후에는 물기를 잘 말려주는 것만으로도 도움이 된다. 분비물이 끼면 가볍게 닦아낼 수 있으며, 피가 섞이거나 냄새가 나는 분비물이 계속된다면 단순한 청결 문제라기보다는 염증이나 다른 질환의 신호일 수 있으므로 반드시 진료를 받아야 한다. 또한 지나치게 꽉 끼는 속옷은 통풍을 방해하고 자극을 유발할 수 있어 피하는 것이 좋다.

치료는 필요하지 않지만 미용적으로 스트레스가 크다면 시도해

볼 수 있는 방법이 있다. 비수술적으로는 유두 흡입기나 마사지, 자극을 통해 돌출을 유도할 수 있고, 효과가 부족한 경우 유두 교정 수술을 시행하기도 한다. 다만 수술 후에도 재발이 흔해 재수술을 받는 경우도 있다. 특히 청소년기처럼 유방이 아직 발달 과정에 있는 시기에는 수술이 권장되지 않는다. 이 시기에는 유두와 유관이 완전히 성숙하지 않아 수술 과정에서 유관이 손상될 수 있고, 이후 성장에 따라 모양이 달라지면서 수술 효과가 유지되지 않을 가능성도 있기 때문이다. 따라서 대부분은 성장 이후에도 문제가 지속되고, 본인이 미용적 불편감을 크게 느낄 때 교정을 고려하는 것이 바람직하다.

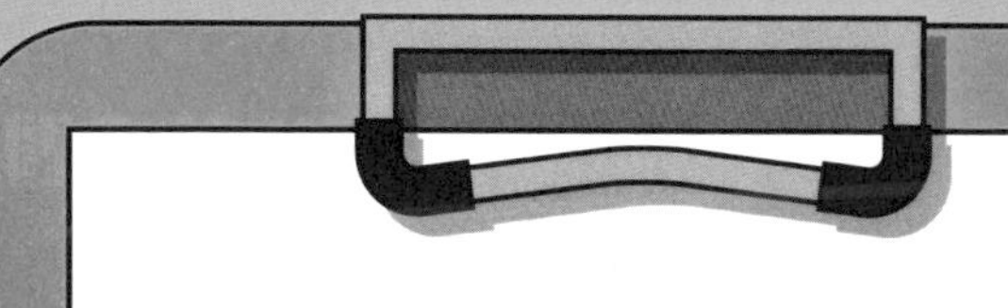

유방암에 대하여

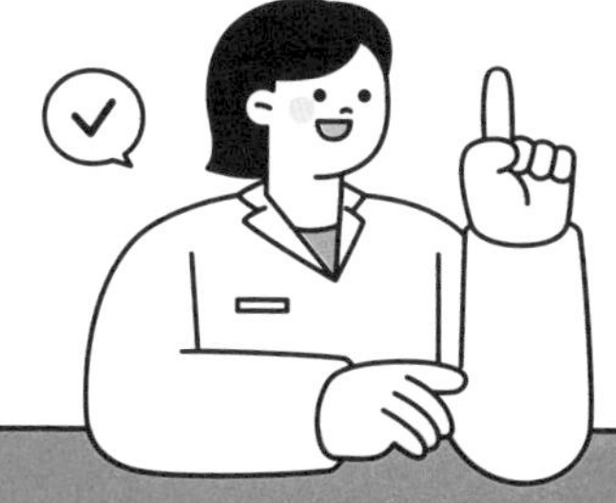

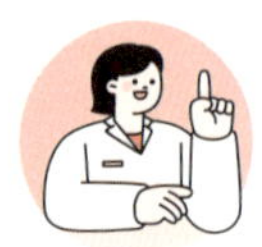

⟨핑크리본 캠페인⟩의 유래

매년 10월이면 세계 곳곳에서 핑크빛 리본을 단 캠페인이 열린다. 그 리본 하나하나에는 '유방암 없는 세상'을 바라는 마음이 담겨 있다.

이 상징적인 운동은 1992년, 에스티로더의 고故 에블린 H. 로더 여사가 같은 뜻을 품고 시작한 것이다. 30년 넘게 이어진 이 캠페인

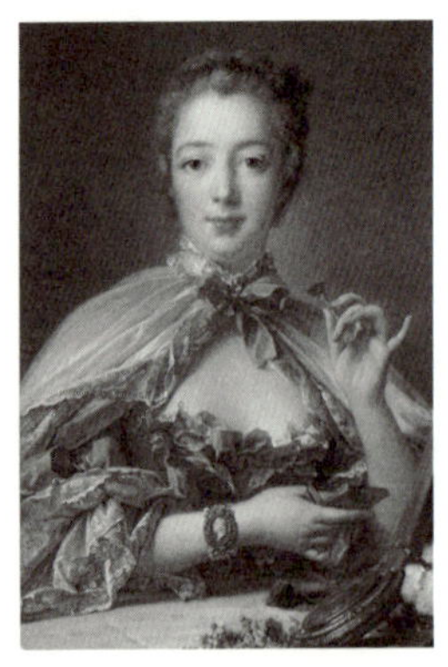

프랑스 화가 프랑수아 부셰의
⟨그녀의 화장대 앞에 선 퐁파두르⟩(하버드 미술관 소장)

프랑스 왕 루이 15세의 총애를 받았던 마담 드 퐁파두르(1721~1764)는 왕의 보좌관이자 조언자 역할을 했던 여인이다. 당시 흔하지 않았던 핑크색 리본과 핑크색 장식을 옷에 달았던 모습이 남아 있어 핑크의 여인으로 불리우기도 한다.

은 어느덧 핑크리본을 '유방암'이라는 단어보다 먼저 떠오르게 하는 상징으로 만들었다. 핑크빛 리본은 그렇게 유방암을 알리고, 조기에 발견하고, 두려움보다 희망을 이야기하는 시작점이 되었다.

하지만 진료실 안 현실은 조금 다르다. 유방암을 마주한 환자에게 짧은 진료 시간 안에 모든 걸 설명하기란 쉽지 않다. 치료 방법도, 주의사항도, 앞으로의 계획도 많지만 한꺼번에 설명하기엔 턱없이 짧다. 그렇다고 이 중요한 정보들을 몰라도 되는 걸까? 절대 그렇지 않다.

이 파트는 유방암에 대해 궁금해하는 누구나 쉽게 이해할 수 있도록 쓰였다. 전문적인 의학서적은 아니지만, 꼭 알아야 할 내용을 짚고 넘어간다. 모르면 막막하고 불안하지만, 알고 나면 조금은 덜 두렵고 훨씬 넘넘해실 수 있다.

"적을 알아야 싸움에서 이긴다"는 말처럼, 유방도 제대로 알아야 잘 돌볼 수 있다. 이 책이 누군가의 마음을 조금이나마 가볍게 해주기를, 그리고 유방에 대해 스스로 생각하고 지켜보는 출발점이 되기를 바란다.

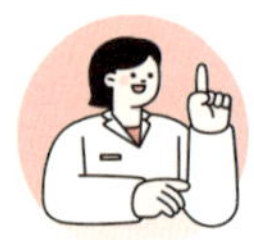

유방암의 성장 원인

우리 몸은 수많은 세포들로 이루어져 있다. 이 세포들 중, 특히 유방에 있는 세포의 일부가 암세포로 변하게 되고, 수와 크기가 증가해 뭉쳐지게 되면 우리가 흔히 아는 유방암 덩어리로 발견된다. 유방암 세포는 다른 암과 마찬가지로 손상된 세포가 복제되어 성장하게 되고, 림프계와 혈관계를 통해 몸의 다른 부분으로 전이될 수 있다.

유방암 성장의 기제

- **손상된 세포**: 건강한 세포는 신체의 조직과 장기를 구성하는 기본 단위다. 그러나 세포의 DNA가 손상되면 돌연변이 세포가 원래의 계획을 따르지 않고 급속히 증식해 종양을 형성할 수 있다. 이러한 비정상 세포는 계속 복제되어 유방암으로 발전하고, 다른 신체 부위로 전이가 되기도 한다.

- 가속화된 성장: 유방암 세포의 성장은 에스트로겐, 프로게스테론, HER2/neu 유전자 등 신체에서 분비되는 물질에 의해 촉진될 수 있다. 이러한 물질들이 과도하게 작용하면 유방암 종양의 성장이 가속화된다.

- 림프계와 혈관계: 림프계는 면역계의 일부로 우리 몸 전체에 퍼져 네트워크를 이루고 있다. 림프계는 림프관과 림프절로 이루어져 있는데, 림프계는 질병과 싸우는 세포와 체액을 운반하고, 림프절은 비정상 세포를 건강한 조직에서 걸러내는 역할을 한다. 유방암 세포가 림프절에서 발견되었다는 것은 유방암이 확산되고 있다는 것을 시사한다. 혈관계를 통해서도 유방암 세포가 다른 곳으로 이동할 수 있다.

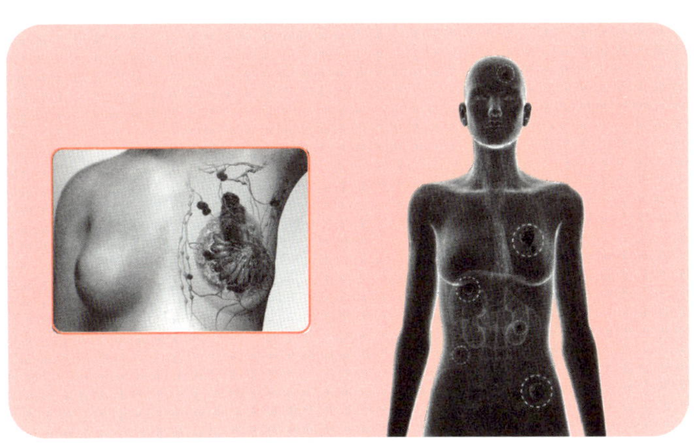

유방암이 잘 전이되는 장기: 뼈 · 폐 · 간 · 뇌

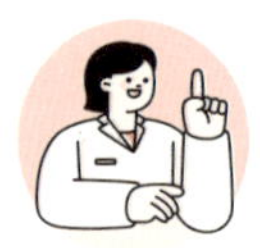

유방암과 관련 있는
다양한 요인들

우리는 '흡연은 폐암을 유발한다', '헬리코박터균은 위암과 관련이 있다'는 이야기를 익숙하게 들어왔다. 그만큼 이미 많은 연구와 데이터가 뒷받침되기 때문이다.

그렇다면 유방암은 어떨까?

비만, 여성호르몬, 비타민, 커피, 성생활, 우유, 골프 같은 일상 속 행동들이 유방암과 무슨 관련이 있을까? 인터넷에는 정보가 넘쳐나지만, 정확한 설명은 의외로 찾아보기 어렵다.

이 장에서는 그런 궁금증에 하나씩 답해보려 한다. 과연 어떤 것들이 실제로 유방암과 관련이 있을까? 그리고 그 정보들은 우리 생활에 어떻게 도움이 될 수 있을까?

 여성호르몬 대체치료와 유방암 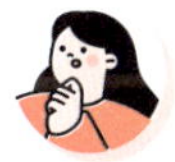

폐경기 호르몬 치료는 안면홍조·수면장애·질건조 등으로 떨어진 삶의 질을 완화하는 데 도움이 된다. 문제는 유방암 위험과의 균형이다. 결론부터 말하자면, 에스트로겐＋프로게스틴 병용요법은 사용 기간이 길수록 유방암 위험을 높일 수 있다. 반면 에스트로겐 단독요법은 영향이 상대적으로 적은 것으로 알려져 있다. 따라서 꼭 필요하다면 에스트로겐 단독요법을 우선 고려하고, 최소 용량을 최단 기간 사용하며, 치료 중에는 매년 유방검진을 시행한다.

유방암 병력이 있으면 전신 호르몬 치료는 피하는 게 좋다. 안면홍조에는 데스벤라팍신·가바펜틴·옥시부티닌 같은 비호르몬 대안을, 골관절 통증에는 진통제를, 수면장애에는 멜라토닌 보조제를 고려한다.

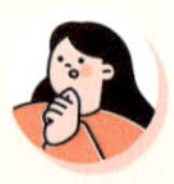

유방암과 체중은 생각보다 밀접한 관련이 있다. 특히 과체중과 비만은 유방암의 발생과 재발에 영향을 주는 주요 위험 요인 중 하나로, 폐경 이후 여성에서 그 연관성이 더욱 뚜렷하게 나타난다.

그 핵심은 '호르몬'이다. 에스트로겐은 원래 난소에서 주로 생성되지만, 폐경이 되면 난소의 기능이 멈추고 지방 조직에서 에스트로겐이 만들어지기 시작한다. 즉, 체지방이 많을수록 에스트로겐 수치가 높아질 수 있고, 이로 인해 유방암 위험이 올라갈 수 있다는 이야기다.

여기에 더해, 비만은 인슐린 저항성을 증가시키고, 혈중 인슐린과 인슐린 유사 성장 인자IGF-1 수치도 함께 높아지게 된다. 이들 호르몬은 세포의 성장을 자극하는데, 이것이 유방암과도 연관될 수 있다.

실제로 미국의 MD 앤더슨 암센터를 비롯한 여러 연구에 따르면, 과체중과 비만은 12가지 이상의 암 위험을 높이며, 폐경 이후에는 과체중만으로도 유방암 위험이 약 12% 증가한다고 보고되고 있다.

그래서 어떻게 하면 좋을까?

유방암 예방을 위해 가장 기본이면서도 중요한 원칙은 건강한 체중을 유지하는 것이다. 이를 위해선 무리하지 않는 선에서 균형 잡힌 식사와 규칙적인 운동을 생활화하는 것이 도움이 된다.

갑작스러운 체중 감량보다는, 평소보다 조금 더 건강하게 먹고 조금 더 자주 몸을 움직이는 것. 그 작은 변화가 유방암의 위험을 낮추는 데도 긍정적인 영향을 줄 수 있다.

비타민 D와 유방암

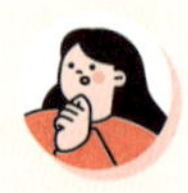

　비타민 D가 유방암 치료에 긍정적인 영향을 줄 수 있다는 연구 결과들이 있다. 특히 혈중 비타민 D 수치가 높은 환자들일수록 유방암 사망률이 낮았고, 전체 생존률도 더 높았다는 보고가 여럿 발표되었다.

　예를 들어, 한 연구에서는 혈중 비타민 D 수치가 높은 환자가 그렇지 않은 환자에 비해 유방암 사망률이 약 0.58배 낮았고, 다른 연구에서도 전체 사망률이 0.72배 낮아졌으며, 폐경 이후 여성에게서는 효과가 더욱 뚜렷하게 나타났다는 보고도 있다. 암세포는 스스로 자라기 위해 주변에 새로운 혈관을 만들어 영양분을 공급받는데, 비타민 D가 암세포 주변에 형성되는 신생혈관 생성을 억제함으로써 암의 성장을 막는 데 도움을 줄 수 있다는 메커니즘도 함께 제시되고 있다. 특히 폐경 후 호르몬 양성 유방암 환자의 경우, 항호르몬 치료(예: 아로마타제 억제제)를 장기간 사용하면 뼈가 약해지기 쉬운 상태가 되는데, 이때 비타민 D는 뼈 건강을 지키는 데에도 중요한 역할을 한다. 다만 몇 가지 유의할 점이 있다.

　비타민 D는 하루 이틀 복용한다고 금세 효과를 기대하긴 어렵다. 중요한 것은 '복용 자체'보다, 혈중 농도를 일정하게 유지하는 것이다. 충분한 농도를 오랫동안 유지해야만 비타민 D의 역할이 제대로 발휘된다. 또한 사람마다 필요한 용량은 조금씩 다를 수 있다. 따라서 꼭 혈중 농도를 확인하면서 복용하고, 전문가와 상의해 자신에게 맞는 복용량, 방법 정하는 것이 바람직하다.

커피와 유방암

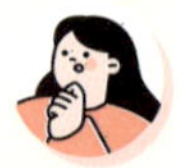

최근 몇몇 연구에서는 커피 섭취와 유방암의 경과 사이에 의미 있는 연관이 있을 수 있다는 흥미로운 결과들이 발표되었다.

예를 들어, 약 8,900명의 유방암 환자를 분석한 연구에서는 하루 3잔 이상 커피를 마신 환자들이 전혀 마시지 않은 환자에 비해 사망률이 약 25% 낮았다는 결과가 보고되었다. 하루에 1잔씩 마실수록 사망률이 15% 정도 낮아지는 경향도 관찰되었다. 연구자들은 커피에 풍부한 폴리페놀 성분이 세포 손상과 염증을 줄이고, 암의 진행을 억제하는 데 긍정적인 역할을 할 수 있다고 설명한다. 하지만 여기에는 몇 가지 주의할 점이 있다.

첫째, 연구에서 말하는 커피는 설탕이나 프림이 들어간 믹스커피가 아닌, 블랙 커피이다.

둘째, 커피를 많이 마시는 사람이 평소 건강에 더 관심을 가지고 생활습관도 더 좋은 집단일 가능성도 배제할 수 없다. 즉, 커피 자체의 효과라기보다 건강한 생활습관 전반이 영향을 미쳤을 가능성도 있다는 말이다.

또한, 커피는 수면을 방해하거나 속쓰림을 유발할 수도 있으므로, 이런 연구 결과만을 보고 일부러 마시는 것은 권장되지 않는다. 그보다는 커피를 좋아한다면 수술 후에 꼭 끊어야 할 이유는 없으니 안심해도 된다, 정도로 받아들이는 것이 적절하다.

　결국 중요한 건, 커피 한두 잔보다는 균형 잡힌 식사와 규칙적인 운동, 정기적인 검진을 포함한 건강한 생활습관을 유지하는 것이다. 커피는 그저 생활 속의 작은 기쁨이자, 잘 즐기면 도움이 될 수 있는 요소 중 하나일 뿐이다.

성관계와 유방암

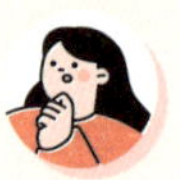

　현재까지의 연구를 살펴보면, 성관계 자체가 유방암 발생 위험을 높이거나 낮춘다는 뚜렷한 근거는 없다. 다시 말해, 성생활이 유방암의 직접적인 원인이나 예방 요소라고 단정 짓기는 어렵다.

　하지만 성생활은 간접적으로 우리의 건강과 삶의 질에 영향을 미치는 요소 중 하나다. 성관계는 일종의 신체 활동이자, 스트레스를 완화시키고 면역 기능을 높이는 데 도움을 줄 수 있는 활동이다. 면역력은 암 예방과 무관하지 않다. 더불어, 성관계로 인해 분비되는 호르몬들이 신체 내 항상성 유지에 일정 부분 기여할 수 있다는 연구들도 있다.

　요약하자면, 성생활은 유방암과 직접적인 인과관계는 없지만, 건강한 삶을 구성하는 요소로서 간접적인 긍정 효과를 기대해볼 수 있다. 아직은 연구가 더 필요한 분야이지만, 무조건 꺼릴 필요도, 과도한 기대를 가질 필요도 없다.

우유와 유방암

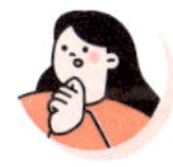

　우유 섭취와 유방암 사이의 관계를 둘러싼 연구들은 많지만, 아직까지 명확한 결론에 이르지는 못했다. 어떤 연구는 우유가 유방암 위험을 높일 수 있다고 보고하는 반면, 또 다른 연구들은 아무런 연관성을 찾지 못하거나 오히려 유익할 수 있다는 결과도 내놓는다.

　예를 들어, 로마린다 대학의 대규모 연구에서는 하루에 우유를 1컵 이상 마시는 여성의 경우 유방암 발생 위험이 약 1.2~1.5배 높아질 수 있다는 결과가 발표된 바 있다. 연구진은 특히 임신 중인 젖소의 우유에는 에스트로겐과 같은 호르몬이 비교적 높은 농도로 포함되어 있을 수 있으며, 이러한 성분이 인체의 호르몬 균형에 영향을 주어 유방암 발생과 연관될 가능성을 제시했다. 흥미로운 점은 치즈나 요거트와 같은 다른 유제품에서는 이러한 경향이 나타나지 않았으며, 오직 우유 섭취에서만 유의미한 위험 증가가 관찰되었다는 것이다.

　반면, 일부 다른 연구에서는 오히려 유제품 섭취가 유방암 위험을 낮출 수 있다는 결과도 있다. 특히 한 메타분석에서는 우유를 제외한 유제품, 즉 치즈나 요거트 등의 섭취가 유방암 발병률을 15% 이상 낮출 수 있다는 통계적 연관성을 보고하기도 했다. 이는 유제품에 포함된 칼슘, 비타민 D, 고품질 단백질 등의 영양소가 전반적인 건강에 긍정적인 영향을 줄 수 있음을 시사한다.

미국암학회와 세계암연구기금 역시 우유가 유방암 위험을 뚜렷하게 높인다는 증거는 아직 충분하지 않다고 명시하고 있으며, 단일 식품만으로 유방암 발생을 설명하는 것은 신중해야 한다고 권고한다.

결국, 우유 섭취 여부보다는 전반적인 식습관과 생활 습관이 더 중요하다. 지금까지의 연구 결과만으로는 우유가 유방암을 유발하거나 예방한다고 단정 짓기 어렵기 때문에, 우유를 마신다고 해서 불안해할 필요는 없다. 커피와 마찬가지로, 우유를 즐긴다면 적당량을 섭취하는 것이 좋고, 가능하다면 지방 함량이 낮은 저지방 또는 무지방 우유를 선택하는 것이 조금 더 안전한 선택일 수 있다.

골프와 유방암

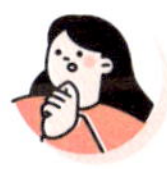

골프가 유방 건강에 어떤 영향을 줄 수 있을까? 골프를 즐기는 사람에서 가슴통증이 잦아 이러한 상관관계가 대두된 것으로 보인다. 이 질문에 대한 명확한 연구 결과는 아직 많지 않지만, 골프와 같은 가벼운 신체 활동이 유방 건강에 긍정적인 영향을 줄 수 있다는 점은 여러 자료에서 공통적으로 지지된다.

우선, 규칙적인 운동은 체중을 관리하고 스트레스를 줄이는 데 도움이 된다. 이는 곧 유방 통증을 완화하고, 유방 질환의 위험을 낮추는 데 간접적인 역할을 할 수 있다. 특히 골프는 장시간 걷기와 상체 운동이 결합된 저강도 유산소 운동으로, 유방 주변 근육을 강화해 유방 조직의 지지력을 높이고, 통증 완화에 도움이 될 수 있다.

다만, 모든 운동이 그렇듯 주의할 점도 있다. 스윙 동작이 반복되는 골프는 팔과 가슴 근육에 지속적인 부담을 줄 수 있기 때문에, 과도한 연습이나 잘못된 자세는 오히려 유방통의 원인이 될 수 있다. 이럴 때는 운동 자세를 점검하고, 운동 전후 스트레칭을 충분히 해주는 것이 좋다.

또 하나 간과하기 쉬운 점은 속옷이다. 운동 중에 적절하지 않은 브래지어를 착용하면 유방 조직에 과도한 압박이나 흔들림이 발생해 불편함을 유발할 수 있다. 특히 골프처럼 상체 움직임이 많은 스포츠에서는 스포츠 브래지어 착용이 도움이 된다.

골프가 유방 질환 자체를 예방하거나 치료하는 직접적인 방법은 아니지만, 스트레스 해소, 근력 강화, 체중 조절 등의 간접 효과를 통해 전반적인 유방 건강을 지키는 데는 분명 도움이 될 수 있다.

만약 골프를 치는 도중 유방 통증이 느껴진다면, 그 원인이 단순한 근육통인지, 브래지어 문제인지, 혹은 다른 원인이 있는지 점검해보는 것이 좋다. 통증이 반복되거나 장기간 지속된다면 유방 전문의와 상담해보는 것이 안전하다.

스트레스는 단순히 기분의 문제가 아니다. 신체 전반에 영향을 주는 중요한 요인으로, 유방 건강에도 작지 않은 영향을 미칠 수 있다.

지속적인 스트레스는 면역 시스템을 약화시켜 각종 감염과 질병에 더 취약하게 만들고, 유방 통증이나 유방염 같은 질환의 위험도 높일 수 있다. 특히 스트레스는 우리 몸의 호르몬 균형을 깨뜨리기 쉽다. 스트레스 호르몬인 코르티솔과 아드레날린 수치가 올라가면 여성 호르몬의 리듬도 흐트러지게 되고, 이로 인해 생리 주기가 불규칙해지거나, 유방이 평소보다 민감하고 아프게 느껴질 수 있다.

또한 스트레스를 받으면 식욕이 과도하게 증가하거나 반대로 줄어들기도 하고, 운동이 줄고 수면의 질도 나빠지는 경우가 많다. 이 모든 변화는 체중 증가, 면역 저하, 호르몬 불균형을 유발하며 결국 유방 건강에도 영향을 줄 수 있다.

실제로 애리조나 대학 암센터에서 진행된 한 연구에서는, 만성적인 스트레스가 유방암 세포의 뇌 전이를 촉진할 수 있다는 가능성을 제시한 바 있다. 이 연구는 스트레스가 암세포 내 자가포식 경로를 자극해, 뇌로 퍼지는 전이 능력을 높일 수 있음을 시사했다.

스트레스를 완전히 없앨 수는 없지만, 잘 관리하는 것이 중요하다. 규칙적인 운동, 균형 잡힌 식사, 충분한 수면, 그리고 자신만의 즐거운 시간을 갖는 것, 이런 것들이 결국 몸과 마음을 건강하게 유지하고, 유방 건강에도 긍정적인 영향을 줄 수 있다.

만약 스트레스가 일상생활에 영향을 줄 만큼 크다면, 심리상담이나 정신건강 전문가의 도움을 받는 것도 결코 부끄러운 일이 아니다. 몸을 돌보는 것처럼, 마음도 함께 돌보아야 건강을 지킬 수 있다.

　　불안해지기 전에 읽는 유방 이야기

가슴 사이즈와 유방암

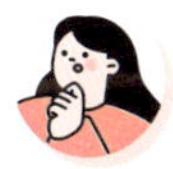

유방 크기와 유방암

유방의 크기는 유방암 발생과 관련이 없다. 많은 사람들이 가슴이 큰 여성이 유방암에 더 잘 걸린다고 생각하지만, 이는 사실이 아니다. 물론 가슴 사이즈와 비만은 뗄 수 없는 관계로, 앞서 설명했듯 비만은 유방암 발생률과 상관관계가 있다.

보형물과 유방암

최근에는 몇 가지 늑성 유방 보형물이 림프암인 '역형성 대세포 림프종' 발생을 높인다는 보고들이 있다. 그러나 식염수나 실리콘 보형물이 일반적인 유방암 발생 위험을 높인다는 확실한 증거는 아직 없는 상태다.

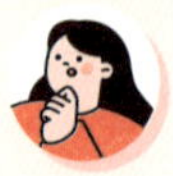

유방암에 영향을 미치는 요인은 우리가 흔히 알고 있는 유전, 호르몬, 생활습관 외에도 다양하게 존재한다. 그중 일부는 아직 연구 중이거나, 아직 명확한 결론에 이르지는 않았지만, 주의 깊게 살펴볼 만한 것들이다.

최근 들어 관심이 높아진 것 중 하나는 환경 내 화학물질이다. 일부 플라스틱, 살충제, 화장품이나 개인위생용품 등에 포함된 특정 물질들이 에스트로겐과 유사한 작용을 한다는 사실이 실험실 연구를 통해 밝혀지고 있다. 예컨대, 비스페놀A BPA나 폴리염화비페닐 PCB, 프탈레이트, 파라벤 등은 유방 세포에 영향을 줄 수 있는 환경호르몬으로 지목되고 있다. 이론적으로 이러한 물질들이 유방암의 발생 위험을 높일 수 있다는 가능성이 제기되고 있으나, 사람을 대상으로 명확한 인과관계를 규명하기에는 여전히 제한이 있다.

또 하나 주목되는 것은 간접흡연이다. 2014년 미국 공중보건국 보고서에서는 간접흡연이 유방암 위험과 관련이 있을 수 있다는 '암시적이지만 충분하지 않은 suggestive but not sufficient' 근거가 있다고 평가한 바 있다. 동물 실험에서는 담배 연기 속의 일부 화학물질이 유방 조직에 도달하거나 모유에서 검출된 사례가 보고되었으며, 사람을 대상으로 한 연구도 계속 진행되고 있다.

야간근무 또한 유방암 위험 요소로 자주 언급된다. 대표적으로 간호사 또는 비행기 승무원과 같이 장기간 교대근무를 하는 여성들에게서 유방암 발생률이 다소 높게 나타났다는 연구들이 있다. 이는 수면-각성 주기와 빛 노출에 따라 변동하는 멜라토닌이라는 호르몬이 유방암과 연관될 수 있다는 가설에서 출발한 것이다. 멜라토닌은 항산화 기능과 암세포 성장 억제 기능을 가지는 것으로 알려져 있는데, 야간 근무로 인해 이 호르몬의 분비가 억제될 경우 유방암 위험이 증가할 수 있다는 주장이다.

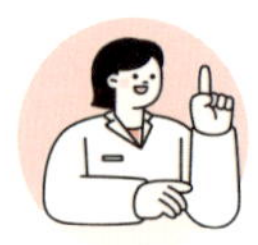

유방암을 예방하는
방법이 있나요?

"안젤리나 졸리가 예방적으로 유방 절제술을 시행한 것이 세계적으로 큰 이슈가 되었던 적이 있었어요. 그녀는 어머니에게서 BRCA1 유전자를 물려받았고, 10년간 암 투병 끝에 돌아가신 어머니와 같은 상황을 겪고 싶지 않았다고 말했지요. 예방적 유방 절제술은 유방암을 예방할 수 있을까요? 혹 일어나지 않을 일 때문에 유방을 잃게 되는 것은 아닐까요?"

안젤리나 졸리의 선택은 유전성 유방암 고위험 여성이 미리 유방을 절제함으로써 암 발생 위험을 줄일 수 있다는 가능성을 세상에 널리 알린 계기가 되었다. 실제로 BRCA 변이가 있는 여성에서 양측 예방적 유방 절제술은 유방암 위험을 약 90~95%까지 낮추는 것으로 보고되었다.

그러나 요즘은 BRCA 변이가 있다고 해서 모두가 절제술을 선택하지는 않는다. 영상 추적(MRI, 초음파), 생활습관 관리 등 다양한 방법으로 위험을 관리할 수 있으며, 개인의 상황과 가치관에 맞는 맞춤형 결정이 중요하다.

그렇다면, 여성의 삶에서 유방암을 예방할 수 있는 다른 방법에는 무엇이 있을까?

유방암 예방하기 위한 조치

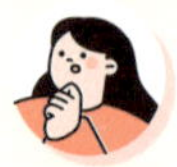

유방암을 완전히 예방하는 방법은 없지만, 위험을 줄일 수 있는 몇 가지 실천은 있다. 이는 누구나 일상 속에서 꾸준히 실천할 수 있는 작은 습관들이며, 그 효과는 생각보다 크다.

모든 여성이 할 수 있는 조치

첫째, 건강한 체중 유지다. 성인기 동안의 증가된 체중은 폐경 후 유방암과 관련이 있다. 따라서 음식 섭취를 신체활동과 균형 있게 유지해 건강한 체중을 유지하는 것이 좋다.

둘째, 호르몬 사용을 제한하는 것이다. 특히 피임을 목적으로 오랫동안 피임약을 복용하는 것, 또는 폐경 후 증상을 완화하기 위해 사용하는 호르몬 대체 요법은 유방암 위험을 증가시킬 수 있으므로, 가능한 한 단기간, 최소한의 용량으로 사용하는 것이 권장된다. 특히나 에스트로겐과 프로게스테론 병합 요법은 위험을 높이는 주요 요인 중 하나로 알려져 있으므로, 대체 요법을 고려하거나 의사와 충분히 상의하여 필요성을 신중히 판단해야 한다. 호르몬 사용을 제한하고 정기적인 검진을 받는 것은 유방암 예방에 중요한 역할을 한다.

셋째, 흡연을 하지 않거나 금연하는 것이 매우 중요하다. 흡연을 하게 되면 담배 속 발암물질이 체내 호르몬 균형을 깨뜨리고 세포의 DNA를 손상시켜 암세포 형성을 촉진할 수 있다. 특히 젊은 나이에 흡연을 시작하거나 장기간 흡연할 경우 위험이 더욱 커진다.

넷째, 출산과 수유다. 출산 후 모유수유를 하면 유방암 위험을 줄일 수 있다.

다섯째, 식단 관리와 비타민 섭취이다. 식습관과 유방암 위험 사이의 명확한 인과관계는 아직 완전히 밝혀지지 않았지만, 과일과 채소가 풍부하고 칼슘이 많은 유제품을 포함한 균형 잡힌 식단이 유방암 위험을 낮출 수 있다는 연구들이 있다. 붉은 고기를 피할 필요는 없으며, 다만 햄·소시지·베이컨 등 가공육은 줄이는 것이 좋다.

특정 식품이 유방암 위험을 확실히 줄인다는 근거는 없지만, 건강한 식단은 유방암뿐 아니라 다른 질환의 위험을 낮추는 데도 도움이 된다.

유방암 고위험 여성의 관리

유방암의 가족력이 있거나, 이전에 고위험 병변(비정형 증식, LCIS 등)이 발견된 경우, 혹은 유방 밀도가 매우 높은 여성은 일반 여성보다 유방암 발생 위험이 높다. 이러한 여성에게도 가장 중요한 것은 철저한 추적 관찰과 조기 발견이다. 위험 요인이 있는 여성은 보통 40세 이전에 검진을 시작하며, 가족력이 있는 경우, 가족 중 가장 젊은 유방암 환자보다 약 10년 먼저, 혹은 개개인에 따라 25~30세 전후부터 검진을 시작하는 것이 권장된다.

특히 유방 촬영술과 유방 초음파를 병행하면 조기 발견율을 높일 수 있으며, 유전자 변이 확인된 경우에는 MRI를 추가로 시행하기도 한다. 검진 주기는 일반 여성의 2년보다 짧게, 6개월~1년 간격으로 조정한다.

BRCA 변이가 있는 여성의 관리

BRCA1 또는 BRCA2 유전자 변이가 있는 여성은 일반 인구보다 유방암 발생 위험이 훨씬 높다. 그러나 최근에는 모든 BRCA 보유자에게 예방적 수술을 권하지 않는다. 유전자 유형, 가족력, 나이, 영상 추적 가능성, 개인의 가치관을 모두 고려해 자신에게 맞는 방식으로 관리하는 것이 중요하다.

현재 대부분의 가이드라인에서는 예방적 수술보다는 조기 시작과 짧은 간격의 영상 검사를 기본 원칙으로 권장한다. 보통 25~30세부터 매년 유방 MRI를 시행하고, 필요에 따라 유방 촬영술이나 초음파를 병행한다. 이러한 철저한 추적 관찰만으로도 조기 발견과 생존율 향상에 충분한 효과가 있다는 근거가 많다. 일부 여성에서는 타목시펜이나 랄록시펜 등 약물요법을 고려할 수 있으나, 부작용이나 장기 복용 부담 때문에 모든 경우에 권장되지는 않는다.

BRCA 변이의 종류에 따라 위험 양상도 다르다. BRCA1 변이는 주로 삼중음성 유방암의 위험이 높고, BRCA2 변이는 호르몬 수용체

    불안해지기 전에 읽는 유방 이야기

양성 유방암의 위험이 더 높다. 따라서 개인별 위험도와 선호에 따라 양측 예방적 유방 절제술이나 난소절제술을 선택하기도 하지만, 최근에는 정기적 MRI 추적만으로도 충분히 안전하게 관리할 수 있다는 연구 결과가 축적되고 있다. 즉, 예방적 수술은 필수적인 조치가 아니라 선택 가능한 여러 관리 방법 중 하나다.

또한 BRCA 변이는 유방암뿐 아니라 난소암과 췌장암의 위험 증가와도 관련되어 있으므로, 유방 외 장기검진(예: 난소초음파, CA-125 검사 등)도 함께 시행하는 것이 좋다. 생활습관을 개선하고, 적정 체중을 유지하며, 음주를 줄이는 것은 BRCA 변이가 있더라도 암 발생 위험을 낮추는 데 도움이 된다.

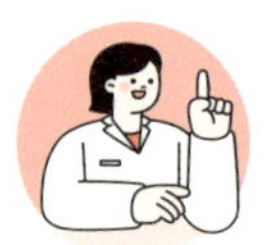

유방암 진단 후,
꼭 알아야 할 것들

유방암을 갓 진단받은 환자들의 불안과 혼란을 마주하다 보니 환자들이 불안함에 병에 대해 잘 알지 못하고 치료받는다는 생각을 자주 한다. "유방암이라는 병을 처음 마주한 사람에게, 어떻게 하면 더 쉽게 설명할 수 있을까?" "치료 과정에서 환자가 꼭 알아야 할 정보는 무엇일까?" 이 장은 바로 그런 고민에서 시작되었다.

'상피내암', 'HER2', '삼중 음성', '0기부터 4기까지의 병기' 같은 용어는 진료실에서는 자주 쓰이지만, 환자에게는 처음 듣는 낯선 언어일 수 있다. 하지만 이 용어 하나하나가 내 병을 파악하고, 어떤 치료가 필요한지를 알려주는 중요한 단서가 된다. 이 장에서는 유방암을 처음 접한 분들이 꼭 알아야 할 기본 개념들을 전문의의 시선에서, 그러나 쉽게 풀어 설명하고자 한다. 병을 제대로 아는 것, 그것은 앞으로의 치료를 준비하는 데 있어 가장 강력한 무기가 된다.

유방암이라고 해서 모두 같은 병은 아니다. 특히 유방암은 단순히 병기(0~4기)만으로 치료가 결정되지 않는다. 종양의 크기나 전이 여부뿐 아니라, 호르몬 수용체 상태, HER2 과발현 여부 같은 분자 생물학적 특성(아형)이 치료 방향을 결정하는 핵심 요소다. 경우에 따라 병기보다 아형이 더 중요한 기준이 되기도 한다. 따라서 유방암 진단을 받았다면, 종류를 파악하고 내 암이 어떤 아형에 속하는지를 아는 것이 가장 먼저 해야 할 일이다.

비침습암: 상피내암(0기 유방암)

　상피내암은 말 그대로 암세포가 유관모유가 흐르는 통로의 안쪽에만 국한되어 있는 상태를 말한다. 유관상피내암DCIS과 소엽상피내암 LCIS 두 종류가 있으며, 이 단계에서는 암세포가 유관이나 소엽을 뚫고 나가지 않기 때문에 원칙적으로 '전이'되지는 않는다. 다만, 상피내암도 '암'이기 때문에 치료가 필요하다. 실제로 상피내암으로 수술을 해보면 약 15~20%의 환자에서 침습성 유방암으로 진단이 바뀌기도 하기 때문에 진단을 명확히 하기 위해서라도 수술은 필수다. 수술 후 상피내암으로 확진되면, 항암 치료는 필요하지 않으며, 경우에 따라 방사선 치료와 항호르몬 치료를 추가한다.

침습암: 침윤성 유관암, 침윤성 소엽암 등(1~4기 유방암)

　우리가 일반적으로 '유방암'이라고 부르는 것은 대부분 침습성 유방암이다. 이는 암세포가 유관이나 소엽을 뚫고 나와 주변 조직으로 퍼진 상태를 말한다. 가장 흔한 형태는 침윤성 유관암Invasive Ductal Carcinoma이며, 그 외에도 침윤성 소엽암Invasive Lobular Carcinoma, 점액성암 등 다양한 종류가 있다. 침습성 유방암으로 진단되면, 유방에만 국한된 병인지 또는 몸의 다른 부위로 퍼졌는지를 확인하는 검사가 필요하다. 유방암은 특히 뼈, 폐, 간 등으로 전이되는 경향이 있기 때문에, 진단 시 유방 초음파, 유방 MRI, 흉부 및 복부 CT, 필요 시에는 전신 PET-CT 검사를 통해 전이 여부를 평가하게 된다.

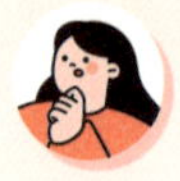

유방암의 병기는 암의 크기(T), 겨드랑이 림프절 전이 개수(N), 그리고 다른 장기로의 원격 전이 여부(M)를 기준으로 정해지며, 이를 TNM 병기라고 부른다. 일반적으로 1기에 가까울수록 예후가 좋고, 4기에 가까울수록 예후는 나빠지는 경향이 있다.

그러나 유방암은 병기만으로 단순하게 예후를 가늠할 수 없다. 유방암의 '아형'에 따라 같은 병기라도 예후가 크게 달라질 수 있기 때문이다. 실제로 어떤 유방암은 1기도 치료가 까다롭고, 반대로 3기도 치료에 잘 반응하는 경우가 있다. 따라서 병기는 참고 지표일 뿐, 모든 정보를 설명해주지는 않는다.

만약 내 치료 후 생존율이나 예후가 구체적으로 궁금하다면, 영국에서 개발한 예측 도구인 Predict : Breast Cancer 웹사이트https://breast.predict.nhs.uk/tool를 활용해볼 수 있다. 수술 후 어떤 보조 치료를 받느냐에 따라 생존율이 어떻게 달라지는지 예측할 수 있도록 만들어진 도구다.

물론 이 역시 어디까지나 '예측'일 뿐이다. 숫자가 얼마든 간에, 기억해야 할 중요한 원칙은 하나다. 해당하면 100%, 해당하지 않으면 0%. 예측은 통계일 뿐, 실제로 내게 일어날 일은 결국 '나'에게서만 결정된다. 숫자에 너무 마음을 빼앗기지 말자. 중요한 건 예측된 수치가 아니라, 지금 내가 할 수 있는 치료를 흔들림 없이 잘 이어가는 일이다.

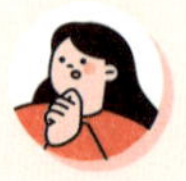

유방암은 조직학적 종류(예: 유관암, 소엽암 등)보다 '아형Subtype', 즉 암세포가 어떤 자극에 반응해 자라는지를 기준으로 치료 전략이 달라진다. 이 아형을 구분하는 가장 중요한 기준은 호르몬 수용체와 HER2 수용체의 유무이다. 이제부터 다루는 치료는 침습성 유방암을 중심으로 설명하며, 상피내암의 경우 호르몬 수용체 관련 내용 외에는 해당되지 않는다.

호르몬 수용체 양성 유방암

암세포가 여성호르몬인 에스트로겐이나 프로게스테론에 반응해 자라는 유방암이다. 에스트로겐 수용체ER 또는 프로게스테론 수용체 PR 중 하나라도 양성이면 '호르몬 수용체 양성 유방암'으로 분류하며, 전체 유방암 중 가장 흔한 유형이기도 하다. 이 수용체는 0부터 100%까지의 수치로 표시되며, 1% 이상이면 양성으로 본다.

이 수치가 높을수록 예후가 비례해 좋아진다고 단정할 수는 없지만, ER 양성률이 매우 낮은 경우(1 – 10%)에는 항호르몬 치료의 효과가 감소할 수 있고, 종양의 생물학적 성향이 음성 유방암과 비슷하게 나타나기도 한다.

　호르몬 수용체 양성 유방암의 기본 치료는 항호르몬 치료로, 재발을 막는 데 있어 매우 중요하다. 실제로 타목시펜이나 아로마타제 억제제 같은 항호르몬제를 5~10년간 복용하면 재발 위험이 약 40~50%까지 감소하고, 유방암으로 인한 사망 위험도 약 30~40% 줄어든다는 연구 결과가 있다. 폐경 전 여성에게는 타목시펜을 사용하고, 필요에 따라 난소 기능 억제제를 병용하기도 하며, 폐경 후 여성에서는 아로마타제 억제제(예: 페마라, 아리미덱스 등)가 타목시펜보다 더 효과적인 것으로 알려져 있다. 무엇보다 중요한 사실은, 이러한 효과가 약을 복용하는 기간 동안에만 머무는 것이 아니라, 치료 종료 후 15년 이상까지도 지속될 수 있다는 점이다. 즉, 항호르몬 치료는 단기적인 약물치료가 아닌, 미래의 재발을 막기 위한 장기적인 보호막인 셈이다.

　한편, 재발 위험이 높은 환자에게는 항암 치료가 추가로 고려되며, 일부 고위험군 환자에서 CDK4/6 억제제(예: 버제니오)와 같은 표적치료제를 항호르몬 치료와 함께 병용하기도 한다. 특히 1기나 2기 유방암에서는 '온코타입 DXOncotype DX'이나 '온코프리OncoFREE' 같은 다유전자 검사를 통해 재발 위험도를 예측하고, 항암 치료의 필요 여부를 결정하는 것이 점점 더 중요해지고 있다. 다만 현재 한국에서는 이 검사들이 건강보험의 적용을 받지 않아, 환자의 비용 부담이 크다는 점은 아쉬운 부분이다.

　한편, 상피내암이 호르몬 수용체 양성인 경우에는 폐경 여부와 관계없이 타목시펜을 사용하며, 항암 치료는 시행하지 않는다.

HER2 양성 유방암

HER2는 세포 표면에 존재하는 수용체 단백질로, 성장 신호를 받아들이고 세포 분열을 유도하는 역할을 한다. 일부 유방암에서는 이 수용체가 비정상적으로 과도하게 발현되어 HER2 과발현, 암세포가 빠르게 자라는 특징을 보인다. 전체 유방암의 약 15~20%가 이러한 HER2 양성 유방암에 해당하며, 과거에는 치료가 어려워 예후가 나쁜 편에 속했다. 하지만 최근에는 HER2를 표적으로 하는 치료제들이 개발되면서 치료 성적이 획기적으로 개선되었다. 대표적으로 허셉틴 트라스트주맙, 퍼제타 퍼투주맙, 캐싸일라 트라스트주맙 엠탄신와 같은 약제들이 있으며, 이들은 주로 항암 치료와 병행하여 사용된다. HER2 양성 유방암이 0.5cm 이상이면 항암 치료를, 1cm보다 크면 표적치료를 받게 된다.

최근에는 여기에 더해 엔허투 트라스트주맙 데룩스테칸라는 새로운 표적치료제가 등장했다. 엔허투는 항체에 항암약물을 결합시킨 '항체–약물 접합체 ADC'로, HER2 수용체에 결합해 암세포 내부로 약물을 직접 전달함으로써 강력한 치료 효과를 낸다. 특히 기존 HER2 양성뿐 아니라, 기존 치료가 어려웠던 HER2 저발현 유방암 환자에게도 효과를 보이며 치료 범위를 넓히고 있다.

삼중음성 유방암

삼중음성 유방암_{Triple Negative Breast Cancer, TNBC}은 에스트로겐 수용체, 프로게스테론 수용체, HER2 수용체가 모두 음성인 유방암을 말한다. 다시 말해, 이 암은 호르몬이나 HER2 단백질을 '먹이' 삼아 자라지 않기 때문에, 호르몬 치료나 HER2 표적 치료가 듣지 않는다. 그래서 삼중음성 유방암의 치료는 대부분 항암 치료가 기본이 되며, 0.5cm보다 큰 경우 모두 항암 치료를 받는다.

이 유형은 전체 유방암의 약 10~15%를 차지하며, 특히 젊은 여성이나 BRCA 유전자 변이를 가진 사람에게서 더 흔하게 나타난다. 성장이 빠르고 재발 위험도 높은 편이지만, 항암 치료에 잘 반응하는 경우도 많아 진단 초기부터 적극적으로 치료하는 것이 매우 중요하다.

삼중음성 유방암은 한때 '치료 옵션이 적고 예후가 나쁜 유방암'으로 알려져 있었지만, 최근에는 유전체 분석을 기반으로 한 맞춤 치료와 면역치료의 발전으로 치료 성과가 점차 향상되고 있다. 특히 암세포 주변의 면역 환경에 주목한 연구가 활발히 진행되면서, 일부 환자에게는 면역 항암제가 새로운 치료 대안이 되고 있다. 예를 들어, 키트루다_{펨브롤리주맙}, 티쎈트릭_{아테졸리주맙}과 같은 면역 항암제가 효과를 보이고 있는데, 이 치료는 암세포를 직접 공격하는 방식이 아니라, 환자의 면역세포가 암세포를 인식하고 스스로 공격하도록 유도하는 방식으로, 암세포가 PD-L1 이라는 단백질을 발현한 경우 더 효과를 보일 수 있다.

또한, 임상시험을 통해 새로운 치료제나 조합요법을 적용받을 기회도 많아지고 있으므로, 삼중음성 유방암으로 진단되었다면, 의료진과 적극적으로 치료 방향을 논의하는 것이 중요하다

     불안해지기 전에 읽는 유방 이야기

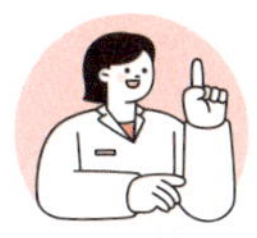

다양한 유방암 치료법

유방암의 수술적 치료

유방암 치료의 기본은 수술이다. 수술은 크게 부분절제술(유방 보존술)과 전절제술로 나뉘며, 두 수술 모두 재발률과 생존율에서 큰 차이는 없다. 단, 부분절제술이 성공적으로 수행되었다는 전제 아래 그렇다. 성공적인 유방 보존술이란 두 가지 조건을 충족해야 한다. 첫째, 절제연에 암세포가 남지 않고 완전히 제거된 경우, 둘째, 잔여 유방에 방사선 치료를 받은 경우다.

실제로 서울대병원에서 진행한 연구에 따르면, 보존술과 전절제술이 모두 가능한 환자 중에서는 유방 보존술을 받은 환자들이 수술 후 만족도가 더 높았다. 암 진단을 받은 직후에는 재발에 대한 두려움으로 "다 없애 주세요"라고 말하는 경우가 종종 있는데, 시간이 지난 뒤 후회하는 경우도 드물지 않다. 보존수술이 가능하다면, 충분히 고려해볼 가치가 있다.

물론, 종양 크기나 위치, 유방 크기, 여러 병리적 요인에 따라 보존수술이 불가능한 경우도 있다. 이때는 전절제술을 하게 되며, 미용적 결과가 중요하다면 유방 재건술을 함께 고려할 수 있다. 따라서 수술을 앞두고 있다면, 보존수술이 가능한 상태인지, 재건수술은 필요한지 등을 담당의사와 충분히 상의해 결정하는 것이 중요하다.

유방암의 겨드랑이 수술

유방암 수술에서 겨드랑이 림프절을 다루는 이유는 전이 여부가 예후, 병기, 보조치료 결정에 핵심이기 때문이다. 과거에는 대부분 액와부 곽청술을 시행했으나, 림프부종·감각 이상 등 합병증이 적지 않았다. 이후 감시림프절 생검술이 표준으로 자리 잡으면서 임상적으로 림프절 전이가 의심되지 않는 경우에는 감시림프절만 검사해도 충분한 정확도를 확보하면서 합병증을 크게 줄일 수 있게 되었다. 최근에는 더 나아가 초음파 등 영상에서 겨드랑이가 깨끗하고, 종양이 작으며, 유방 보존술과 방사선 치료가 예정된 잘 선택된 환자에서는 감시림프절 생검술조차 생략을 고려하는 흐름이 나타나고 있다. 요약하면 접근은 "액와부 곽청술 → 감시림프절 생검술 → (선택적) 생략"의 방향으로 점점 덜 침습적으로 진화하고 있다.

다만, 이러한 접근이 모든 환자에게 동일하게 적용되는 것은 아니다. 감시림프절에서 여러 개의 전이가 확인되거나, 종양이 크고 겨드랑이 병변이 뚜렷한 경우, 방사선 계획이 제한적인 경우에는 여전히 곽청술이나 겨드랑이 방사선 치료를 고려한다. 반대로 수술 전 치료 후 겨드랑이 병변이 소실된 경우에는 과거보다 덜 침습적인 평가를 우선한다. 핵심은 불필요한 수술을 줄이면서도 종양학적 안전성을 유지하는 것이다. 각 환자의 병기와 아형, 영상 소견, 수술·방사선·약물치료 계획을 종합해 "필요한 만큼만" 시행하는 것이 현재 표준에 맞는 현명한 선택이다.

유방암의 항암 치료

유방암 치료 중 가장 힘든 치료가 항암 치료다. 항암 치료는 기본적으로 3주 간격으로 4회에서 8회 정도 시행되는 주사 치료이며, 치료 시점에 따라 수술 전에 시행되는 선행 항암 치료와 수술 후에 시행되는 보조 항암 치료로 나뉜다.

수술 전에 항암 치료를 먼저 시행하는 경우는, 수술 후에도 항암 치료가 필요할 것으로 예상되는 환자에서 치료 순서를 바꾼 것이라 보면 된다. 선행 항암 치료의 가장 큰 목적은 종양의 크기를 줄여 유방 보존수술이 가능하도록 하고, 전신에 퍼졌을 수 있는 미세 암세포를 조기에 치료하며, 겨드랑이 림프절 전이가 있을 경우 이를 줄이거나 없애 수술 범위를 축소할 수 있게 돕는 것이다. 또한 항암제에 대한 반응성을 미리 확인함으로써 향후 치료 계획을 보다 정밀하게 세울 수 있다는 장점이 있다. 특히 HER2 양성이나 삼중음성 유방암처럼 비교적 공격적인 아형에서는 선행 항암 치료가 더욱 적극적으로 고려된다.

수술 후 항암 치료는 재발 위험을 줄이기 위한 목적에서 시행된다. HER2 양성이나 삼중음성 유방암의 경우, 종양 크기가 0.5cm를 초과하면 대부분 항암 치료가 권고된다. 호르몬 수용체 양성 유방암의 경우에는 유전자 검사Oncotype DX, OncoFREE 등를 통해 재발 위험도를 예측한 뒤 항암 치료 여부를 결정하게 된다. 이와 별개로 겨드랑이 림프절 전이가 있는 경우에는 유전자 검사와 무관하게 항암 치료가 필요하다고 판단되는 경우가 많다.

항암 치료는 암의 병기, 아형, 환자의 연령, 전신 건강 상태, 치료에 대한 반응 예측 등을 종합적으로 고려해 시행 여부와 시점이 결정된다. 수술 전에 하든, 수술 후에 하든 치료의 순서 차이일 뿐 장기적인 예후에는 큰 차이가 없다.

안타깝게도 항암 치료는 부작용이 많은 게 사실이다. 대표적으로 머리카락이 빠지고, 입맛이 떨어지며, 피로감, 구역감, 손발톱 색 변화나 탈락 등이 나타날 수 있다. 하지만 대부분의 부작용은 치료가 끝나면 점차 회복되며, 의학의 발전으로 많은 증상은 조절 가능하다. 치료는 분명 힘들지만, 필요한 경우라면 반드시 받아야 하는 중요한 치료다. 실제로 항암 치료는 유방암의 재발 위험을 약 30~40% 이상 줄이고, 사망 위험 역시 유의미하게 낮춘다는 여러 연구 결과들이 이를 뒷받침한다.

유방암의 방사선 치료

방사선 치료는 암이 있었던 부위에 고에너지 방사선을 조사해 수술 후 남아 있을 수 있는 미세 암세포를 제거하고 국소 재발을 낮추는 치료이다. 유방 보존수술을 받았다면 대부분 시행하며, 전절제술 후에도 종양이 크거나 겨드랑이 림프절 전이가 많았던 경우 추가한다. 방사선 치료는 단순한 보조치료를 넘어 국소 재발률을 절반 이하로 낮추는 효과가 보고되어 왔고, 생존율 향상에도 도움이 되는 것으로 알려져 있다.

치료는 주 5회, 회당 수 분 동안 누워서 진행되며 통증은 거의 없다. 부작용은 경미하게 나타나며 피부 홍반·따가움·갈색/검게 그을림·부종으로 인해 가슴이 '팽팽하고 부은' 느낌이 들 수 있다. 대부분 3~6개월에 걸쳐 서서히 호전되지만 관리가 필요하다. 치료 부위는 헐렁한 면 소재로 덮고, 브래지어와 접착 반창고는 피한다. 씻을 때는 미지근한 물로 짧게 하고 문지르지 말며, 가볍게 두드려 말린다. 햇빛·사우나·뜨거운 찜질은 피하고, 가려우면 긁지 말고 찬 수건으로 진정시킨다. 하루 1회 이상 저자극 보습제를 얇게 바르면 피부 반응을 줄이는 데 도움이 된다. 전신 피로감은 흔하지만 일시적이므로 과로를 피하고, 규칙적인 수면과 수분·단백질 섭취, 가벼운 걷기·스트레칭을 병행한다. 발열, 심한 진물·물집, 급격한 부종·통증이 있으면 즉시 진료를 권한다. 전신적인 부작용은 드물지만, 방사선 치료 동안 매일 병원에 내원해야 한다는 점이 가장 큰 불편으로 느껴질 수 있다.

유방암의 항호르몬 치료

항호르몬 치료는 호르몬 수용체 양성 유방암에서 재발과 사망 위험을 낮추는 핵심 축이다. 폐경 전에는 타목시펜을 기본으로 하고, 위험이 높으면 난소기능억제를 병용해 타목시펜 또는 아로마타제 억제제로 치료한다. 폐경 후에는 아로마타제 억제제가 표준이며, 상황에 따라 타목시펜과의 순차요법을 쓴다. 기간은 보통 5년을 기본으로 하되, 병기·림프절 전이·나이 등을 고려해 10년까지 연장한다. 치료 효과는 치료가 끝난 후에도 이어지는 'Carryover 효과'가 있어, 정해진 기간을 꾸준히 완주하는 것이 중요하다.

부작용은 약제에 따라 다르다. 타목시펜은 안면홍조와 질 분비 변화가 흔하고, 드물게 혈전·자궁내막 질환 위험이 있어 부인과 정기 검진이 필요하다. 아로마타제 억제제는 관절통과 골감소증이 문제될 수 있어 체중부하 운동을 생활화하고, 칼슘 1,000~1,200mg/일(식이 포함), 비타민 D 800~1,000IU/일을 권장한다. 치료 전·중에는 골밀도를 주기적으로 확인하고, 골다공증이거나 골절 위험이 높으면 비스포스포네이트나 데노수맙을 병행한다. 안면홍조는 데스벤라팍신을 우선 고려하며, 수면장애 또는 신경통이 동반될 때에는 가바펜틴 등이 도움이 될 수 있다. 관절통은 규칙적인 운동과 진통제의 병용으로 조절을 시도할 수 있다. 수면장애가 주된 경우에는 멜라토닌 보조제를 사용할 수 있는데, 이러한 방법으로도 증상이 지속되거나 일상생활에 크게 지장을 줄 정도라면 정신건강의학과 전문의 상담을 통해 보다 적절한 약물 치료를 병행하는 것이 좋다.

항호르몬 치료는 대부분 큰 부작용 없이 지낼 수 있지만, 불편함이 생긴다면 절대 혼자 참지 않는 것이 중요하다. 이 약은 장기간 복용해야 하므로, 의료진과 상의해 자신에게 가장 편안한 조절 방법을 함께 찾아가는 과정이 치료만큼이나 중요하다.

유방암 생존율

유방암은 비교적 예후가 좋은 암으로 알려져 있다. 특히 조기에 발견하면 완치에 가까운 치료 결과를 기대할 수 있다. 흔히 말하는 '5년 생존율'이란, 유방암 진단을 받은 후 5년 이상 생존한 비율을 뜻하며, 동일한 연령과 성별의 일반인과 비교해 상대적으로 얼마나 생존했는지를 나타낸다.

생존율은 여러 요인에 따라 달라지지만, 가장 큰 영향을 주는 것은 병기, 즉 암이 얼마나 퍼져 있었느냐이다. 암이 유방에만 국한된 경우(조기 유방암)는 5년 생존율이 97~99%로 매우 높다. 림프절까지 전이된 경우는 약 80~90% 수준이며, 다른 장기(뼈, 간, 폐 등)로 원격 전이가 된 경우는 약 35~40%로 생존율이 낮아진다.

하지만 앞서 살펴본 것처럼, 같은 병기라 하더라도 유방암의 아형(호르몬 수용체 양성, HER2 양성, 삼중음성 등)에 따라 예후는 크게 달라질 수 있다. 따라서 이러한 수치는 어디까지나 평균적인 수치일 뿐이며, 참고용으로만 받아들이는 것이 좋다.

무엇보다 중요한 점은 조기에 발견하고, 현재의 치료법에 따라 적절히 치료받으면 대부분의 환자에서 장기 생존이 가능하다. 실제로 유방암 생존율은 꾸준히 향상되어 왔으며, 1990년대 진단받은 환자보다 2000년대 환자가, 2000년대보다 2010년대 환자의 예후가 더 좋은 것은 이미 여러 연구에서 확인된 사실이다. 그리고 지금도 치료법은 발전하고 있으며, 앞으로도 생존율은 더 나아질 것으로 기대된다.

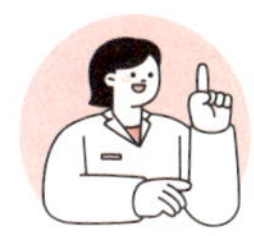

유방암과 관련되어
알아두면 좋은 것들

유전성 유방암, 가족성 유방암

유방암 진료에서 빠지지 않는 질문 중 하나는 가족력이다. 가족 중 유방암, 난소암, 췌장암, 전립선암 등의 병력이 있다면, '유전성 유방암'의 가능성을 반드시 고려해야 한다. 대표적인 유전성 유방암은 BRCA1과 BRCA2 유전자 변이와 관련이 있으며, 이 변이가 있을 경우 유방암뿐 아니라 난소암, 췌장암, 전립선암의 발생 위험도 함께 높아진다. BRCA1 유전자 변이를 가진 여성은 70세까지 유방암에 걸릴 확률이 약 55~70%, BRCA2 변이를 가진 여성은 약 45~65%로 보고된다. 이는 일반 여성의 위험도(약 12%)에 비해 현저히 높은 수준이다. 난소암의 경우도 마찬가지로, BRCA1 변이가 있을 경우 70세까지 약 40% 이상, BRCA2 변이에서는 약 15~20%의 발생률을 보인다.

또한 BRCA 변이가 있는 유방암 환자는 반대쪽 유방에서 새로운 암이 생길 위험이 증가한다. 연구마다 차이는 있으나, BRCA1 변이의 경우 진단 후 수년 내 약 15~25%, BRCA2 변이의 경우 약 8~15% 수준으로 보고된다.

남성도 예외는 아니다. BRCA2 변이는 특히 남성 유방암, 췌장암, 흑색종 등 다양한 암과 깊은 관련이 있다.

이처럼 유전성 유방암은 단순히 유방암만의 문제가 아니라, 전신적인 암 발생 위험을 동반한다. 따라서 가족 중 유방암, 난소암, 췌장암, 전립선암, 대장암 등이 반복적으로 발생한 경우, 유전자 검사를 고려할 수 있다. 검사는 주로 혈액으로 시행하며, 결과에 따라 정기 검진이나 예방적 수술(예: 유방 절제술, 난소 절제술), 가족 구성원에 대한 조치 계획 등을 세울 수 있다.

예방적 수술로 암을 100% 막을 수는 없지만, 위험 감소 효과는 확실하다. 예방적 유방 절제술은 유방암 발생 위험을 약 90% 이상 낮춘다고 알려져 있다. 그러나 최근에는 이러한 수술이 더 이상 '필수적'으로 권장되지는 않는다.

BRCA1/2 유형, 나이, 가족력, 영상 추적의 가능성, 재건 계획과 심리적 요인 등 다양한 요소를 함께 고려해야 하며, 예방적 수술은 모든 사람에게 필요한 일률적인 선택이 아니라 개인의 상황과 가치관에 따라 결정해야 하는 선택지 중 하나이다.

예방적 난관난소 절제술 역시 난소·난관암 위험을 90% 이상 줄일 수 있으며, 특히 폐경 전에 시행하면 호르몬 변화로 인해 유방암 위험도 함께 낮아질 수 있다. 하지만 이 또한 개인의 건강 상태와 삶의 계획, 폐경 여부, 심리적 준비를 종합적으로 고려해 신중히 결정해야 하며, 최종 판단은 유전상담을 통해 이루어지는 것이 바람직하다.

BRCA 외에도 PALB2, TP53, CHEK2, ATM, PTEN 등 다양한 유전자 변이들이 유방암과 관련 있는 것으로 알려져 있다. 유전자 검사가 필요한지는 개인의 병력과 가족력을 종합해 판단하며, 필요하다면 전문의와 상담을 통해 정확한 평가를 받는 것이 바람직하다.

반면, '가족성 유방암'은 유방암 환자가 가족 중 2명 이상 있을 때 의심되지만, 현재까지 알려진 유전자 변이는 발견되지 않은 경우를 의미한다. 공통된 생활환경, 식습관, 호르몬 노출, 사회경제적 요인 등이 가족 내 유방암 발생에 영향을 줄 수 있다. 실제로 전체 유방암의 약 15~20%는 가족성 유방암, 85%는 가족력 없이도 발생하는 '산발성 유방암'이다. 따라서 가족력이 없다고 이상하게 여길 필요도 없고, 반대로 가족력이 있다고 해서 지나치게 불안해할 필요도 없다.

남성도 유방암에 걸릴 수 있다

유방암은 여성에게만 생기는 병이라고 알고 있는 사람이 많다. 그러나 남성에게도 유방 조직은 존재하고, 따라서 유방암이 생길 수 있다. 물론 여성처럼 발달된 유방은 아니지만, 얇게 존재하는 유선 조직에서 암이 발생할 가능성은 분명히 있다.

남성 유방암은 전체 유방암 중 약 1% 미만으로 드물지만, 결코 예외적인 질환은 아니다. 특히 고령 남성이나 여성호르몬의 비정상적인 증가, 유전적 요인(BRCA2 변이 등), 간 질환, 고환 기능 저하 등이 있는 경우에는 발생 위험이 상대적으로 높아질 수 있다.

남성 유방암의 주요 증상은 여성과 비슷하다. 가장 흔한 증상은 만져지는 혹이다. 통증이 없는 덩어리가 가슴 한쪽에 만져질 수 있고, 유두 분비물, 유두의 함몰, 피부가 붉어지거나 벗겨지는 변화, 혹은 유방 부위의 부기나 압통이 생길 수도 있다. 남성은 유방암이라는 질환 자체를 떠올리지 못하는 경우가 많아, 병이 꽤 진행된 상태에서야 병원을 찾는 경우도 많다.

하지만 남성 유방암도 조기에 발견하면 충분히 치료가 가능하다. 치료 원칙은 여성과 동일하며, 수술을 중심으로 항암 치료, 방사선 치료, 항호르몬 치료 등이 시행된다. 다만 남성은 유방 조직이 적기 때문에 대부분 유두를 포함한 전절제술이 권고되며, 부분절제는 드물다. 또한, 남성 유방암의 약 80~90%는 호르몬 수용체 양성이기 때문에, 타목시펜과 같은 항호르몬제가 치료의 핵심이 된다.

다시 말하지만, 남성도 유방암에 걸릴 수 있다. 가슴에 혹이 만져지거나 피부 변화, 유두 분비물이 생겼다면 반드시 유방 전문의의 진료를 받아야 한다. 유방암은 조기에 발견할수록 결과가 훨씬 더 좋다. 이 점은 여성뿐 아니라 남성에게도 똑같이 중요하다.

　　　　　　　불안해지기 전에 읽는 유방 이야기

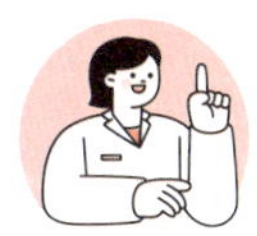

유방암과 임신

유방암은 주로 중년 이후에 흔하지만, 젊은 여성에게도 예외는 아니다. 예상치 못한 암 진단은 치료뿐 아니라 앞으로의 삶과 가족 계획까지 흔들어놓는다. 특히 아이를 갖고자 했던 여성이라면, '나는 과연 임신할 수 있을까?'라는 질문과 마주하게 된다.

결론부터 말하자면, 유방암 치료 후에도 임신은 가능하다. 실제로 많은 여성이 치료를 마친 뒤 건강하게 임신하고 출산도 잘 마친다. 다만 몇 가지 중요한 점을 염두에 둘 필요가 있다.

항암 치료 후 임신

항암 치료는 난소 기능에 영향을 줄 수 있어, 생리가 멈추거나 가임력이 감소할 수 있다. 시간이 지남에 따라 난소 기능이 회복되기도 하지만, 누구에게나 예측 가능한 것은 아니다. 자녀 계획이 있다면 치료 시작 전에 생식 전문의와 상담해 난자나 배아를 미리 냉동 보관 (동결 보존, cryopreservation)하는 방법을 고려하는 것이 바람직하다. 이는 향후 임신의 가능성을 넓히는 데 중요한 선택지가 된다.

항호르몬 치료 후 임신

항호르몬 치료는 유방암의 재발을 막기 위해 매우 중요한 치료로, 보통 5년에서 10년간 지속된다. 특히 폐경 전 여성에게는 타목시펜이 대표적으로 사용되며, 태아 기형 위험이 있어 복용 중에는 반드시 피임이 필요하다. 임신을 원할 경우에는 최소 6개월간 약 복용을 중단한 후 시도할 수 있으며, 일반적으로는 2년 이상 복용한 시점부터 임신 계획에 대해 의료진과 상의하기도 한다.

이와 함께 일부 환자에게는 난소 기능 억제요법이 병용되기도 하는데, 이는 주사제를 통해 일시적으로 난소의 활동을 멈추게 하는 치료다. 난소 기능 억제요법은 치료 기간 동안 배란을 억제하므로, 임신이 되지 않는다. 또한 치료를 중단하더라도 난소 기능이 곧바로 회복되는 것은 아니며, 회복까지 수주에서 수개월 이상이 걸릴 수 있다. 특히 치료 기간이 길거나 나이가 많은 경우에는 회복 속도가 더 느리거나, 드물게는 기능이 완전히 돌아오지 않을 수도 있다. 따라서 난소기능 억제를 포함한 항호르몬 요법 중 임신을 계획할 때는, 치료 일정과 회복 가능성을 충분히 고려해 담당 의료진과 신중하게 상의해야 한다.

 불안해지기 전에 읽는 유방 이야기

방사선 치료 후 임신

유방암 치료에서 이루어지는 방사선 치료는 주로 유방 또는 쇄골 주위 림프절을 대상으로 하며, 난소나 자궁 등 생식 기관에는 직접적인 영향을 주지 않는다. 따라서 방사선 치료 자체가 임신을 어렵게 만들 가능성은 매우 낮다. 다만 전신적인 치료(항암제, 항호르몬 치료 등)와 병행될 수 있으므로, 임신 계획이 있다면 담당 의료진과 충분히 상의하는 것이 좋다.

젊은 나이에 유방암을 진단받은 순간, 앞으로의 삶이 불확실하게 느껴질 수 있다. 하지만 몸과 마음이 서서히 회복되면, 새로운 가능성은 다시 열리기 시작한다. 유방암 치료 후의 삶은 끝이 아니라, 또 다른 방향의 시작일 수 있다. 그리고 그 시작 속에는 '엄마가 되는 여성'도 충분히 포함될 수 있다.

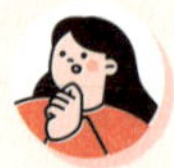

유방암은 여성호르몬, 특히 에스트로겐에 민감하게 반응하는 경우가 많기 때문에, 임신으로 인해 호르몬 수치가 높아지면 암이 다시 생기지 않을까 걱정하는 경우가 많다. 하지만 지금까지의 연구들은, 치료를 잘 마친 이후의 임신이 유방암 재발 위험을 높이지 않는다는 사실을 반복해서 보여주고 있다.

대표적으로 여러 대규모 연구에서는, 임신을 한 유방암 생존자들이 그렇지 않은 여성들과 비교했을 때 재발률이나 생존률에서 불리한 차이가 없다는 결과를 확인했다. 오히려 일부 연구에서는 임신을 한 여성의 예후가 더 좋은 것으로 나타나기도 했다. 물론 이것이 임신 자체가 보호 효과를 준다는 뜻은 아니지만, 적어도 임신이 재발을 유발한다는 과학적 근거는 없다는 점은 분명하다.

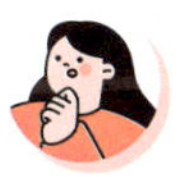

유방암 치료를 마친 후 임신을 계획할 경우, 일반적으로 치료 후 2~3년이 지난 뒤 시도하는 것이 권장된다. 이는 재발 위험이 가장 높은 시기(특히 첫 2~3년)를 지나 병의 경과가 안정된 상태에서 임신을 고려하는 것이 보다 안전하다고 여겨지기 때문이다.

특히 호르몬 수용체 양성 유방암 환자는 항호르몬 치료를 약 18~30개월 시행한 뒤, 주치의와 상의하여 치료를 일시 중단하고 임신·출산·수유를 진행한 후 항호르몬 치료를 재개하는 방법을 고려할 수 있다.

또한, 임신 시기가 치료 후 2년이 지난 시점이든 그보다 더 이후이든 생존율에는 뚜렷한 차이가 없었다는 연구결과도 있다. 즉, 적절히 경과를 관찰하며 준비된 임신은 유방암 재발과 직접적인 관련이 없다는 점에서, 너무 시기를 늦춰야 한다는 부담을 갖지 않아도 된다.

다만 이러한 결정은 환자의 연령, 유방암의 특성, 재발 위험, 가족계획 등을 종합적으로 고려해 개인별로 조정되어야 하며, 반드시 의료진과의 충분한 논의를 거치는 것이 바람직하다.

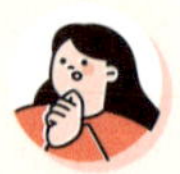

유방암 치료를 받은 이력이 향후 임신이나 태아 건강에 부정적인 영향을 미칠까 걱정하는 경우가 많지만, 현재까지의 연구에 따르면 치료가 완료된 이후의 임신은 태아나 임신 과정에 특별한 해를 끼치지 않는 것으로 보고되고 있다.

특히 항암 치료가 종료된 후 최소 6개월 이상 경과한 뒤 임신을 시도할 경우, 선천기형이나 조산, 저체중아 등의 위험이 일반 인구와 비교해 유의미하게 높지 않다는 연구 결과가 있다.

다만, 항암 치료나 방사선 치료가 진행 중인 상태에서의 임신은 태아에게 해로울 수 있으므로 피해야 하며, 향후 임신을 계획하고 있다면 치료 전 생식 전문의와 상담을 통해 난자 또는 배아를 미리 동결 보존해두는 것도 고려할 수 있다.

결론부터 말하자면, 할 수 있다. 유방 수술이나 방사선 치료를 받은 뒤 막연히 모유수유가 어렵다고 생각하는 경우가 많다. 치료로 인해 해당 유선의 기능이 저하되어 분비량이 줄거나, 유두 통증 등으로 반대측 유방으로 수유를 선택하는 일이 더 잦을 수는 있지만, 치료받은 유방으로도 모유수유는 가능하다. 전절제술을 받은 경우에도 반대측 유방은 정상적으로 기능하므로, 불필요한 두려움으로 수유를 피할 필요는 없다. 수유를 원한다면 충분히 시도할 수 있으며, 그 경험은 아이와 엄마 모두에게 따뜻한 연결의 시간이 될 수 있다.

물론, 치료 약물을 복용 중인 경우에는 주의가 필요하다. 일부 약물은 모유로 배출되어 아기에게 영향을 줄 수 있기 때문에, 수유를 시작하기 전 복용 중인 약물이 수유에 적합한지 반드시 확인해야 한다.

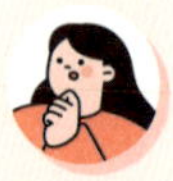

　임신 초기에 태아는 방사선에 취약하므로 정기적 유방 촬영은 미루고, 증상이 있거나 평가가 필요한 상황에서는 초음파를 1차 검사로 시행한다. 초음파는 방사선을 쓰지 않아 임신 중에도 안전하며, 임신·수유에 따른 유방 변화와 혹을 구분하는 데 유용하다.

　다만, 임상적으로 유방 촬영술이 꼭 필요한 경우에는 시행한다. 이때는 복부를 납 가운으로 가려 태아 노출을 최소화하고, 필요한 범위 내에서 촬영한다. 임신이라는 이유만으로 필요한 진단을 놓치지 않는 것이 원칙이다. MRI는 임신 중 조영제가돌리늄 사용을 피하며, 비조영 MRI는 특수한 상황에서만 제한적으로 고려한다.

　수유 중에는 유관이 팽창하고 치밀도가 높아져 해석이 어려울 수 있으나, 유방 촬영·초음파·MRI 모두 시행 가능하다. 증상이 없고 정기 검진이라면 수유가 끝난 뒤 촬영을 고려하고, 증상(멍울, 혈성 분비, 피부 변화 등)이 있으면 수유 중이라도 즉시 검사하는데, 검사 직전에 수유하거나 유축하여 유방을 최대한 비우는 방법이 도움이 된다.

 **Q.** 유방암 치료 후 정상적인 성생활이 가능할까요? 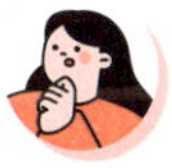

유방암 치료는 단지 몸뿐 아니라 마음에도 큰 변화를 가져온다. 수술이나 항암 치료, 방사선, 항호르몬 치료는 조기 폐경을 유발하거나, 신체 이미지에 영향을 줘 성생활에도 변화를 느끼게 할 수 있다.

항암 치료 중 피로, 무기력, 오심 등은 성욕을 낮출 수 있고, 타목시펜 같은 항호르몬제는 무월경, 안면홍조, 감정 기복, 질건조증 등을 유발해 성교통이나 성에 대한 흥미 저하로 이어지기도 한다.

하지만 이런 변화는 드문 일이 아니다. 많은 환자들이 겪는 흔하고 자연스러운 반응이며, 성욕의 감소나 성에 대한 거리감은 결코 '나만의 문제'가 아니다. 물론 이를 단번에 해결해주는 마법 같은 치료제는 없지만, 기능적인 도움은 가능하다. 예를 들어 질건조증이 있다면 윤활제나 질정이나 바르는 에스트로겐 크림을 활용해 증상을 완화할 수 있다. 무엇보다 중요한 것은, 몸의 변화에 대한 이해와 파트너와의 솔직한 대화다. 서로의 감정과 경험을 나누는 것이야말로 회복의 시작이 된다.

참고로, 젊은 유방암 환자의 치료 이후 삶을 주제로 한 다양한 정보 공유의 장도 마련된 바 있다. 젊은 유방암 다학제 연구단 MYBC은 유방암 치료, 가임력 보존, 임신, 성생활, 육아 등 삶의 질과 밀접한 주제를 다루는 심포지엄을 개최해, 환자와 의료진이 함께 고민을 나누고 정보를 공유하고 있으니 참고하자.

성생활이나 임신에 대한 걱정은 결코 혼자만의 문제가 아니다. 비슷한 길을 걷고 있는 많은 여성들이 있고, 서로의 이야기를 나누며 회복의 실마리를 찾아갈 수 있는 길도 분명히 존재한다.

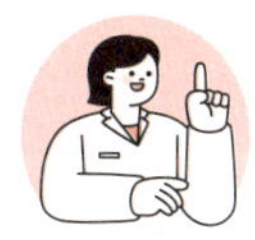

재발방지를 위하여

유방암은 흔히 '완치'의 기준으로 5년을 이야기하지만, 유방암에는 이 기준이 반드시 적용되지는 않는다. 특히 호르몬 수용체 양성 유방암은 치료 후 10년, 15년이 지나서도 재발할 수 있어, 고혈압이나 당뇨처럼 지속적인 관리가 필요하다.

유방암, 재발할 수 있을까요?

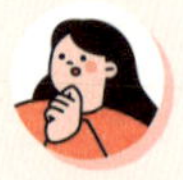

유방암 치료가 끝났다고 해서 모든 암세포가 완전히 사라졌다고 단정하지는 못한다. 눈에 보이지 않을 만큼 작은 암세포가 몸 어딘가에 남아 오랫동안 잠복해 있다가 다시 활동을 시작할 수 있다. 이를 재발이라 한다. 특히 호르몬 수용체 양성 유방암은 오랜 시간 뒤에 재발하는 일이 드물지 않다.

재발은 크게 세 가지로 나뉜다. 수술한 쪽 유방 또는 수술 부위 주변에 생기는 국소 재발, 겨드랑이·쇄골상·내유 림프절 등으로 퍼지는 영역 재발, 그리고 폐·간·뼈·뇌 등 먼 장기로 번지는 원격(전이성) 재발이다.

한편, 새로 생기는 유방암도 있다. 유방을 보존했거나 반대쪽 유방이 남아 있는 경우, 이전 암과 무관하게 새로운 원발암이 같은 쪽 또는 반대쪽 유방에 생길 수 있다. 이는 '재발'과는 발생 기전과 병리 특성이 다를 수 있어, 진단과 치료 전략도 달라질 수 있다. 그래서 유방이 남아 있는 경우 정기 검진과 자기 몸의 변화에 대한 관찰이 특히 중요하다.

 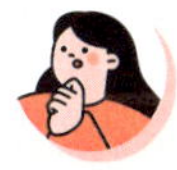

유방암 재발의 가장 큰 요인은?

유방암 재발에 영향을 미치는 요인은 다양하지만, 가장 중요한 것은 진단 당시 병기(암의 진행 단계)이다. 병기가 높을수록 재발 위험도 커진다. 예를 들어 1기 유방암 환자의 국소 재발률은 5% 미만, 원격 전이 재발률은 10% 미만이지만, 3기에서는 국소 재발률이 30% 이상, 전이 재발률은 50%에 달할 수 있다. 하지만 최근에는 치료 기술의 빠른 발전으로 인해, 최근 진단받은 환자일수록 재발 위험이 확실히 줄어들고 있다. 과거보다 예후는 훨씬 희망적이다.

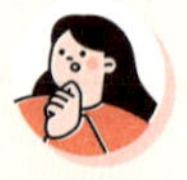

첫 치료에서 최선의 전략을 택하는 것이 재발을 줄이는 가장 중요한 열쇠다. 수술 이후 항암 치료, 방사선 치료, 항호르몬 치료 등 필요한 보조 치료를 함께 시행하면 재발률이 30~40%까지 낮아질 수 있다는 연구 결과도 있다. 하지만 이 수치만 보고 무조건 치료를 받아야 한다는 뜻은 아니다. 치료는 '필요할 때' 하는 것이 효과적이며, 의학적으로 권고되는 상황에서 받았을 때와 받지 않았을 때의 차이라는 점을 반드시 기억해야 한다.

또한, 적절한 치료의 효과는 일시적이지 않다. 호르몬 수용체 양성 유방암에서는 항호르몬제를 보통 5~10년간 복용하며, 재발과 유방암 사망 위험을 40% 정도 낮추는 것으로 입증되어 있다. 놀라운 점은, 약을 중단한 후에도 이 효과가 오랜 기간 이어진다는 것인데, 이를 "Carryover effect"라고 부르며, 복용을 마친 뒤에도 15년까지 재발 억제 이득이 지속된다.

유방암 재발을 막기 위한 핵심은 처음부터 내게 맞는 최적의 치료계획을 세우고, 적응증에 맞춰 끝까지 완주하는 것이다.

 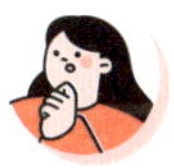

치료 후, 추적 검사는 어떻게 할까?

유방암 치료가 끝나면 "혹시 또 생기지 않을까?" 하는 불안으로 인해 자주 병원을 찾게 되는 경우가 많다. 하지만 추적 검사를 자주 한다고 해서 생존율이 높아진다는 근거는 없다. 오히려 과도한 검사는 불필요한 불안, 방사선 노출, 위양성 소견으로 인한 추가 검사나 시술로 이어질 수 있다. 실제로 증상이 없을 때 조기에 재발을 발견한다고 해도 생존율에 유의미한 차이를 만들지 못한다는 연구들이 많다.

그렇다면 어떻게 관리해야 할까? 세계적인 가이드라인에서 권고하는 '표준 추적 검사'는 다음과 같다.

- 매년 병력 청취 및 신체 진찰
- 매년 유방 촬영술 및 유방 초음파
- 그 외의 혈액검사, CT, PET, Bone Scan 등의 정밀 검사는 증상이 있을 때 시행하면 된다.

즉, 무조건 자주 검사하는 것보다, 필요할 때 적절한 검사를 하는 것이 훨씬 중요하다. 내 몸의 변화를 예민하게 살피고, 평소와 다

른 증상이 생겼을 때 바로 병원을 찾는 것이 가장 효과적인 관리법
이다.

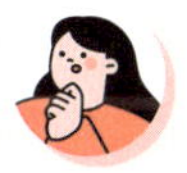

림프계와 림프부종

림프계는 모세혈관에서 빠져나온 체액과 단백질을 다시 혈관으로 되돌려 보내고, 세균·이물질을 거르며 면역을 감시하는 몸의 배수·정화·면역망이라 할 수 있다. 팔과 가슴에서 올라온 림프액은 림프관을 타고 겨드랑이 림프절로 모여 걸러진 뒤 정맥으로 되돌아간다. 이 흐름이 수술·방사선·염증 등으로 수송 능력이 줄어들면 단백질이 많은 림프액이 국소에 고여 붓고 무거워지는 상태, 곧 림프부종이 생긴다. 유방암 치료와 관련된 림프부종은 대개 수술하거나 방사선 치료를 받은 쪽 팔·손에 나타나며, 이차성 림프부종에 해당한다.

발생 빈도와 시기

감시 림프절 생검만 받은 경우는 대략 2~7% 정도, 겨드랑이 림프절 곽청술을 받은 경우는 20% 내외에서, 상황에 따라 40%까지 보고되기도 한다. 발생은 치료 후 처음 3년 이내가 흔하지만 그 이후에도 생길 수 있다.

림프부종의 단계별 분류

국제림프학회에서는 림프부종의 단계를 0기에서 3기까지 총 4단계로 분류하고 있다. 0기는 기능 저하만 있고 겉보기 부종이 없을 수 있으며, 무거움·당김을 느낀다. 1기는 부종이 있으나 팔을 올리면 가라앉는 가역 단계다. 2기는 팔을 올려도 잘 가라앉지 않고 점차 단단해진다. 3기는 섬유화가 진행되어 피부가 거칠고 갈라지며 변형이 동반될 수 있다. 초기(0-1기)에 발견해 개입할수록 회복 가능성이 높다. 무거움·조임감·반지 자국 증가 등 미세한 변화가 느껴지면 바로 의료진과 상의한다.

림프부종을 악화시키는 요인들

열·사우나·화상, 반복 감염이나 알레르기 반응, 과도한 힘쓰기나 갑작스런 고강도 근력운동, 꽉 끼는 의류·액세서리, 비만, 반복적인 주사·침·강한 마사지 등이 림프 생성 또는 정체를 늘려 증상을 악화시킬 수 있다. 피부 상처는 감염의 문이 되므로 특히 주의한다.

림프부종과 운동

운동은 피부·근육 펌프를 통해 림프 흐름을 돕는다. 다만, 과한 운동은 일시적으로 림프 생성을 늘려 부담이 될 수 있으므로, 저강도에서 시작해 점진적으로 강도를 올리는 근력·유산소 운동을 권한다. 필요 시 압박보조구를 착용하고, 프로그램은 의료진과 상의하여 개개인에 맞춰 계획하는 게 좋다. 최근 연구에 따르면 점진적 상지 근력운동은 림프부종을 악화시키지 않으며, 오히려 기능 회복과 삶의 질에 도움이 된다고 하니, 무리가 되지 않는 선에서 적극적으로 운동하자.

Q. 암 치료 중 기억력과 집중력 저하 - 케모 브레인

케모 브레인이란?

암 치료를 받는 중에 기억력이나 집중력이 떨어졌다고 하는 환자가 많다. 이런 인지 기능 장애는 항암화학요법뿐만 아니라 호르몬 치료나 방사선 치료를 받는 암 환자에게서도 나타나는데, 특히 항암제 관련 인지 기능 장애는 '케모 브레인chemo brain'이라고 불릴 정도로 흔하게 호소되는 증상이다.

케모 브레인의 특징

뇌 영상 검사를 해도 이상 소견이 없고 전신 마취나 수술과는 관련이 없다. 신경심리 검사를 해 보면 객관적인 소견이 뚜렷하지 않은 경우가 많다. 환자가 호소하는 인지 기능 장애가 실제 진정한 신경학적 장애가 아니라 우울이나 불안 등 정서적인 증상에 의한 것일 수도 있다.

예방과 개선 방법

인지 기능 장애를 예방하거나 개선하는 방법에는 약물 요법과 인지 재활 요법이 있다. 치매가 아니기 때문에 대체로 시간이 가면 차

차 호전되지만, 일상생활에 지장을 덜 받으려면 기억에만 의존하지 말고 메모를 충실히 하는 등 현실적인 보완 방안을 강구하는 것이 필요하다.

문제가 지속되면 신경심리학적 검사를 통해 인지 기능 장애가 어느 정도인지 평가하고, 그에 따라 대책을 세워야 한다. 환자 스스로도 이런 증상이 일시적이며 치료와 관련된 자연스러운 과정임을 이해하고, 적절한 대처 방법을 활용하는 것이 중요하다.

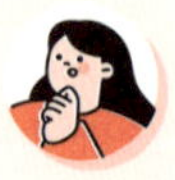

치료가 끝난 뒤의 시간은 회복의 여정이자, 일상의 소중함을 다시 되찾아가는 시간이다. 재발을 줄이기 위한 '특별한 비법'이 따로 있는 건 아니다. 우리가 평소에 알고 있던 건강한 생활 습관들이, 유방암 치료 후에도 똑같이 큰 힘이 되어준다.

그러니 너무 무겁게 받아들이지 말고, '나를 아끼는 습관'이라 생각하며 하나씩 실천해보자.

가볍게 몸을 움직이자

하루 20~30분, 걷기나 수영처럼 가볍게 할 수 있는 운동이면 충분하다. 억지로 무리할 필요는 없다. 내가 즐길 수 있는 운동을 꾸준히 하는 것이 중요하다. 특히 팔 운동에 대한 두려움을 갖는 분들이 많지만, 대부분의 경우 팔을 움직이는 건 괜찮다. 오히려 수술 부위가 뻣뻣해지지 않도록 가볍게라도 자주 스트레칭을 해주는 것이 훨씬 좋다. 무거운 것을 들거나 격한 근력 운동은 피해야 하지만, 일상적인 움직임을 제한할 필요는 없다.

적정 체중 유지하기

과체중이나 비만은 유방암 재발 위험을 높일 수 있다. 지방 조직은 여성호르몬을 생성하기 때문에, 특히 호르몬 수용체 양성 유방암에서는 체지방이 많을수록 재발 위험이 높아질 수 있다. 꼭 날씬해야 한다는 압박은 버리되, 과체중은 피하는 것이 매우 중요하다.

내 몸이 무겁게 느껴질 때, 호르몬 환경도 달라질 수 있다. 가볍고 편안한 몸 상태를 유지하는 것, 건강을 지키는 중요한 실천이다.

잘 먹되, 균형 있게

채소, 과일, 통곡물, 생선 위주의 식단은 건강한 몸을 유지하는 데 도움이 된다. 맛있는 음식도, 몸에 좋은 음식도 놓치지 않는 지혜가 필요하다.

음주와 흡연, 줄일수록 좋다

술은 유방암과 직접적인 연관이 있는 대표적인 위험 요인이다. 특히 여성호르몬 수치를 높여, 호르몬 수용체 양성 유방암의 재발 위험을 키울 수 있다. 부득이한 경우 1잔 이하로 제한하거나, 가능하면 피하는 것이 좋다. 흡연은 회복을 더디게 만들고, 전체적인 예후에도 악영향을 줄 수 있으므로 줄이거나 중단하는 것이 바람직하다.

잘 자고, 잘 쉬기

하루 7시간 이상 숙면하고, 스트레스를 나만의 방식으로 다스려 보자. 걷기, 음악, 명상, 수다… 어떤 방법이든 괜찮다. 중요한 건 내 마음이 편안해지는 시간을 갖는 것이다.

마지막으로, 꼭 기억하길 바란다. 유방암은 치료가 끝났다고 모든 것이 끝나는 병은 아니지만, 그렇다고 해서 두려움 속에 살아야 하는 병도 아니다. 무엇보다 중요한 건 재발을 막아야 한다는 불안감이 아니라, 지금의 삶을 건강하게 잘 살아가기 위한 작은 선택들이다. 지금 이 순간, 나를 돌보는 그 마음이 결국 오래도록 나를 지켜주는 힘이 되어줄 것이다.

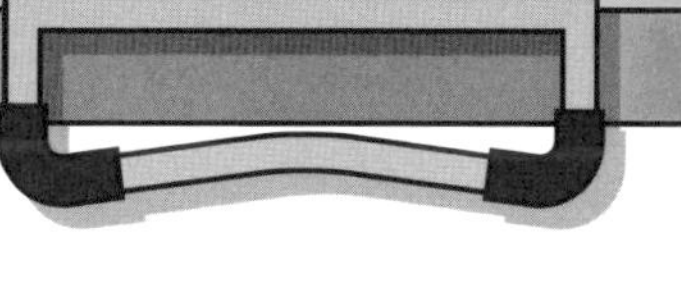

가슴 성형에 대해 궁금해요

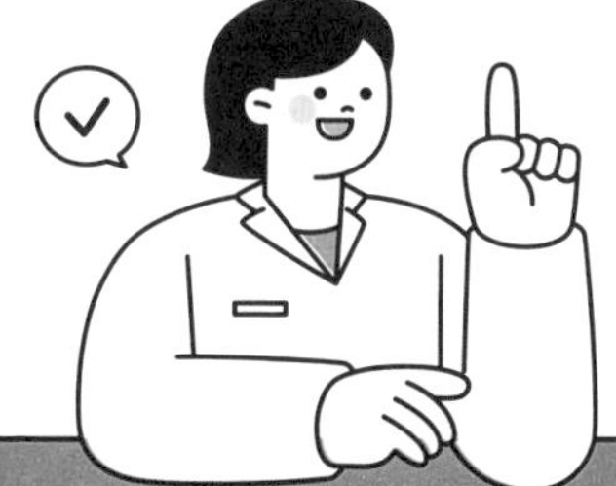

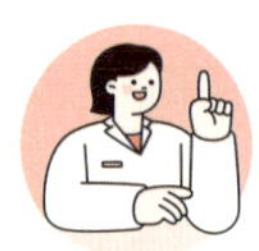

예쁜 가슴에 대한
로망과 두려움 사이에서

"친한 친구가 가슴 성형을 했다는 이야기를 들었어요. 가슴이 작아 콤플렉스를 가지고 있었던 나는 친구의 용기가 부러우면서도, 무섭다는 생각이 들었습니다. 가슴이 커진다는 크림, 마사지와 기계 등 수술을 하지 않고 가슴이 커질 수 있는 방법은 없는지 궁금하기도 했지요. 사람들의 후기를 보면서 이게 진짜일까 싶은 생각도 들고, 딱히 누군가에게 물어보기도 어려웠습니다."

모든 여성들에게는 예쁜 가슴에 대한 로망이 있을 것이라 생각한다. 진료실에서 진료를 하다 보면 가슴 성형과 관련된 질문들을 종종 듣게 된다. 인터넷상의 많은 정보들은 있지만 광고인지 진짜인지 구별하기 어렵고, 전문적인 상담을 받기에는 조금 부담스러운 질문들을 풀어보고자 한다.

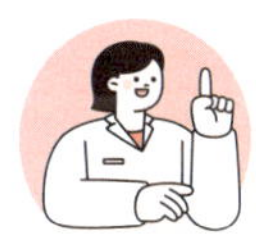

가슴이 커지게 하고 싶어요, 어떤 방법이 있나요?

가슴을 커지게 하기 위한 가장 확실하고 빠른 방법은 유방확대술, 보형물을 삽입하는 수술이다. 이 방법은 가슴의 크기와 형태를 즉각적으로 바꾸는 효과가 있다. 보형물 또는 임플란트백은 대흉근의 위쪽 또는 아래에 삽입할 수 있다. 실리콘 젤, 또는 식염수 보형물을 유방에 삽입해 원하는 크기와 모양을 비교적 정확하게 조절할 수 있으며, 즉각적이고 눈에 띄는 가슴 크기의 증가나 모양의 변화를 기대할 수 있는 것이 장점이다. 그러나 수술과 회복 기간이 필요하며, 감염이나 보형물 교체 등의 문제가 발생할 수 있다는 단점이 있어 주의가 필요하다.

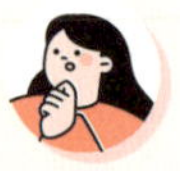

가슴 보형물은 가슴을 더 크게 만들기 위한 미용적 목적으로 주로 사용되지만, 유방암 수술이나 외상 후 유방을 재건하는 데에도 사용된다. 크게 식염수 보형물과 실리콘 젤 보형물로 나뉘며, 각각의 특성과 장단점에 따라 선택하게 된다.

실리콘 보형물

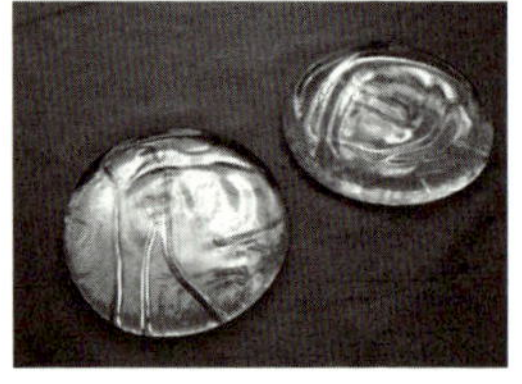

실리콘 젤이 채워진 실리콘 외피로 이루어져 있으며, 현재 미용 목적 유방 확대나 재건 수술에서 가장 많이 사용된다. 부드럽고 자연스러운 촉감이 가장 큰 장점으로, 실제 유방 조직과 유사해 만졌을 때 이질감이 적다. 매끄럽거나 텍스처드 표면, 둥근 형태나 물방울(해부학적) 형태 등 다양한 디자인이 있어 개개인의 체형과 원하는 모습에 맞춰 선택할 수 있다. 최근에는 코젤로 흔히 알려진 응집형 실리콘 젤을 사용해 파열되더라도 내용물이 쉽게 흘러나오지 않고 형태를 유지할 수 있어 안정성도 높은데, 파열 시 외형 변화가 뚜렷하지 않아 MRI 촬영 등 평가가 필요할 수 있다는 단점도 있다.

식염수 보형물

실리콘 외피 안에 멸균 식염수 용액을 채운 형태로, 수술 중 주입량을 조절할 수 있다는 장점이 있다. 그러나 촉감이 비교적 단단하고 주름지거나 파열되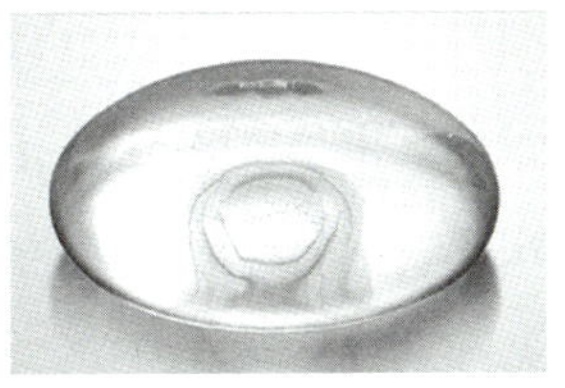면 즉시 모양이 무너지는 단점이 있어, 최근에는 실리콘 보형물에 비해 사용 빈도가 낮다.

하지만 가슴 보형물은 영구적인 장치가 아니며, 시간이 지남에 따라 교체하거나 제거해야 할 가능성이 높다. 가장 흔한 합병증으로는 보형물 구축, 파열, 감염 등이 있으며, 이로 인해 모양이 변하거나 통증이 생길 수 있다.

한편, 드물지만 특정 텍스처드 보형물이나 폴리우레탄 외피 보형물과 연관된 '보형물 연관 림프종'이 진단되는 경우도 있었다. 이 위험성은 2010년대에 큰 이슈가 되었고, 이후 관련 제품은 FDA와 유럽 규제 기관의 권고에 따라 시장에서 철회되었다.

가슴 보형물의 안전성은 현재도 꾸준히 연구되고 있으며, 식염수와 실리콘 보형물 모두 전반적으로 안전한 것으로 간주된다. 유방 확대나 재건을 고려 중이라면, 각 보형물의 특징과 장단점을 충분히 이해하고, 수술 후에도 적절한 관리가 필요하다.

예를 들어, 보형물이 있을 경우 유방 촬영 시 유방 조직 일부가 가려져 정확한 판독이 어려울 수 있으므로, 검진 전 반드시 의료진에게 보형물 유무를 알리는 것이 좋다. 또한 실리콘 보형물의 경우 파열 여부를 확인하기 위해 정기적인 초음파나 MRI 검사가 권장되기도 한다.

불안해지기 전에 읽는 유방 이야기

가슴 보형물 삽입술의 절개법 종류는 어떤 게 있나요?

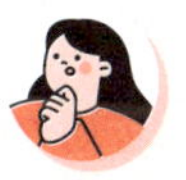

가슴 보형물 삽입 수술에서는 환자의 상태와 원하는 결과에 따라 다양한 접근법을 선택할 수 있다. 대표적인 절개법으로 아래와 같은 선택이 가능하다.

겨드랑이 절개법

겨드랑이에 절개를 내고 보형물을 삽입하는 방식이다. 유방에 흉터가 남지 않고 겨드랑이 주름에 자연스럽게 숨겨지는 장점이 있다. 특히 민소매나 비키니를 입었을 때도 흉터가 거의 보이지 않아 많은 분들이 선호한다. 다만 수술 시야가 제한되어 다소 어렵고, 팔을 들었을 때 흉터가 보일 수 있다.

유륜 절개법

유륜 가장자리를 절개하여 보형물을 삽입하는 방법이다. 흉터가 유륜 경계선에 숨겨져 눈에 띄지 않고, 보형물의 위치를 세밀하게 조정할 수 있는 장점이 있다. 다만 유두 감각에 영향을 줄 가능성과 유두 모양에 변화가 올 수 있다.

가슴 밑 주름 절개법

유방 아래 주름 부위에 절개를 내고 보형물을 삽입하는 방법이다. 보형물 삽입과 위치 조정이 가장 쉽고 정확하며, 수술 시간이 짧은 장점이 있다. 수술 접근성이 좋아 빠르고 정밀한 수술이 가능하지만, 체형에 따라 흉터가 유방 아래에 보일 수 있다.

배꼽 절개법

배꼽 주변을 절개하여 보형물을 삽입하는 방법이다. 흉터가 유방 부위에 생기지 않고 배꼽 주위에 있어 눈에 띄지 않는 것이 가장 큰 장점이다. 다만, 절개 부위가 삽입 위치와 멀어 수술 난이도가 높고, 보형물 위치 조정이 어려울 수 있다.

보형물 삽입 외에 다른 방법들

자가지방이식법

자신의 지방을 이용한 지방 이식 방법이 있다. 체지방이 많은 부위에서 지방을 추출해 가슴에 주입하는 방식으로, 자연스러운 크기 증가와 질감을 얻을 수 있다. 보형물 대신 자신의 지방을 사용하면 자연스러운 느낌을 줄 수 있다는 장점이 있지만, 지방이 괴사될 수 있고 지방이 흡수되어 크기 변화가 발생할 수 있으며 여러 번의 시술이 필요할 수 있다.

 불안해지기 전에 읽는 유방 이야기

중요한 것은 정해진 '정답'이 있는 것이 아니라는 점이다. 각자의 가슴 형태와 체형, 원하는 모양과 흉터 위치까지 모두 고려해 자신에게 가장 잘 맞는 방법을 찾는 것이 필요하다.

가슴운동 키우기

가슴 근육을 강화하는 운동도 도움이 될 수 있다. 여성의 유방 자체에는 근육이 포함되어 있지 않지만, 유방 바로 아래에 위치한 대흉근을 강화하는 운동은 유방을 지지하는 구조를 개선할 수 있기 때문이다. 이런 근육이 탄력 있고 강하게 유지되면 유방이 더 탄탄하고 올라 보이는 효과가 있을 수 있다. 따라서 규칙적인 가슴 근육 운동은 유방의 외형적인 아름나움을 향상시키는 데 도움이 될 것으로 기대된다. 그러나 유방 자체의 크기 변화를 기대하기는 어렵고 꾸준한 노력이 필요하다.

결론적으로 가슴을 키우는 방법에는 여러 가지가 있지만, 어떤 방법이든 저마다의 장단점이 있다. 결국 중요한 것은 자신의 몸 상태와 원하는 결과에 맞춰 가장 적합한 방법을 찾는 것이다.

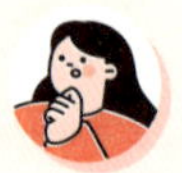

불법 가슴 시술의 위험한 실태

안전한 가슴 성형 수술과 모유 수유에 대해 이야기하면서, 반드시 언급해야 할 중요한 문제가 있다. 바로 불법 가슴 시술의 위험성이다. 대표적인 불법 시술 사례로는 허가받지 않은 이물질을 가슴에 주입하는 경우가 있다. 가장 흔히 사용되는 불법 물질로는 허가받지 않은 필러, 콜라겐, 액상 실리콘, 파라핀 등이 있다. 이러한 물질들은 정식 의료기기로 허가받지 않은 것들로, 인체에 심각한 부작용을 일으킬 수 있다.

최근 특히 문제가 되었던 것은 중국에서 많이 시술되었던 '어메이징젤Amazing gel'이라는 물질이다. 이 물질의 주성분은 폴리아크릴아마이드 하이드로겔Polyacrylamide Hydrogel로, 1997년 중국 식품의약품감독관리총국에서 정식으로 승인받은 후 얼굴 함몰 교정, 입술 성형, 가슴 확대를 위해 중국에서 널리 사용되었다.

하지만 시간이 지나면서 심각한 합병증 사례들이 점점 증가했다. 염증, 감염, 변형, 이물질의 이동과 확산 등 다양한 부작용이 보고되었고, 결국 2006년 중국 정부는 어메이징젤의 사용을 전면 금지했다.

이러한 불법 시술의 가장 큰 문제는 단순히 미용상의 문제를 넘어서 건강과 생명을 위협할 수 있다는 점이다. 특히 임신과 수유를 계획하는 여성들에게는 더욱 심각한 영향을 미칠 수 있다. 불법 이물질이 유선 조직에 손상을 주거나 감염을 일으킬 경우 모유 수유가 불가능해질 수 있으며, 심한 경우 생명까지 위험하다.

따라서 가슴 성형을 고려한다면 반드시 다음 사항들을 확인해야 한다.

- 의료진의 전문의 자격증 확인
- 사용되는 보형물이나 시술 재료의 식약처 허가 여부 확인
- 정식 의료기관에서의 시술
- 충분한 상담과 설명을 통한 안전성 확인

저렴한 비용이나 간편함에 현혹되어 불법 시술을 받는다면, 평생 후회할 수 있는 결과를 초래할 수 있다. 자신의 건강과 미래의 모성을 위해서라도 반드시 안전하고 합법적인 방법을 선택하는 것이 필요하다.

많은 여성들이 자연스럽게 가슴 크기를 키우거나, 탄력을 높이기 위해 가슴 마사지를 시도하곤 한다.

그렇다면 과연 가슴 마사지가 실제로 유방 크기 증가에 도움이 될까? 이에 대한 과학적 근거는 있을까? 가슴 마사지가 유방 크기를 늘릴 수 있다는 주장에는 몇 가지 이론이 있다. 대표적으로 혈액순환

을 개선해 영양 공급을 늘리고, 에스트로겐 같은 호르몬 분비를 자극하며, 유방 조직을 직접 자극해 세포 성장을 촉진한다는 것이다.

실제로 마사지는 유방 주변 혈류를 일시적으로 개선해 전반적인 피부 건강과 탄력에는 도움이 될 수 있다. 하지만 유방 조직 자체의 크기를 키우는 데 직접적으로 효과가 있다는 과학적 증거는 부족하다. 특히 이를 증명할 수 있는 대규모 연구는 없으며, 일부 소규모 연구나 개인적 경험담 정도만 존재해 가슴 마사지가 유방 크기를 증가시킨다는 주장은 객관적인 사실로 보기 어렵다.

즉, 가슴 마사지는 유방 크기를 늘리기보다는 혈류와 피부 탄력을 높이는 데 도움을 줄 수 있는 정도로 이해하는 것이 좋다.

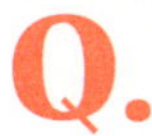
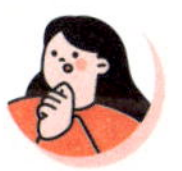

가슴의 크기를 자연스럽게 확대시키고 싶은 여성들은 한 번쯤은 가슴확대크림에 대해 찾아본 적이 있을 것이다. 시중에는 여러 성분을 포함한 다양한 종류의 가슴확대크림이 판매되고 있다. 이러한 크림들은 주로 에스트로겐 유사 작용 성분, 허브 추출물, 콜라겐 및 엘라스틴, 비타민과 항산화제를 포함하고 있는 경우가 보통이다.

에스트로겐 유사 작용 성분을 포함한 크림

에스트로겐 유사 작용 성분을 포함한 크림은 식물에서 추출된 페놀릭 화합물과 피토에스트로겐을 주요 성분으로 한다. 페놀릭 화합물은 에스트로겐 유사 작용을 통해 유방 조직을 자극한다고 주장되며, 피토에스트로겐은 콩, 호프, 레드 클로버 등에서 추출된 성분으로 에스트로겐과 유사한 효과를 가진다고 알려져 있다.

허브 추출물을 포함한 크림

허브 추출물을 포함한 크림은 팔미토일 올리고펩타이드, 빅시 추출물, 오이 추출물 등을 주요 성분으로 한다. 팔미토일 올리고펩타이드는 피부 탄력을 높이고 유방 조직의 팽창을 도울 수 있다고 주장하며, 빅시 추출물과 오이 추출물은 피부에 탄력을 주고 조직을 강화하는 데 도움이 되는 성분이다.

콜라겐과 엘라스틴을 포함한 크림

콜라겐과 엘라스틴을 포함한 크림은 피부의 탄력성과 신축성을 높이기 위해 사용된다. 이 성분들은 피부의 구조를 개선하고 탄력을 증가시키는 데 도움을 줄 수 있다고 하지만 의학적으로 효과가 미미하다고 밝혀졌다.

비타민과 항산화제를 포함한 크림

비타민과 항산화제를 포함한 크림은 비타민 E와 비타민 C를 주요 성분으로 한다. 이 성분들은 항산화 작용을 통해 피부 건강을 개선할 수 있다고는 하지만, 크림만으로는 기대하는 효과를 내기 어렵다.

이러한 성분들이 포함된 크림들이 판매되고 있지만, 실제로 피부에 국소적으로 적용했을 때 유방 조직 깊숙이 침투해 실질적인 크기 증가를 유도한다는 명확한 증거는 없다. 현재까지 가슴확대크림의 효과를 과학적으로 입증한 대규모 연구는 거의 없으며, 대부분의 연구는 소규모로 진행되었고 객관적인 측정 방법이 부족했다. 이러한 연구 결과들은 일반화하기 어렵기 때문에 승인을 받은 가슴확대크림

은 없으며 유방 크기를 실질적으로 증가시키는 데는 한계가 있다고
할 수 있다.

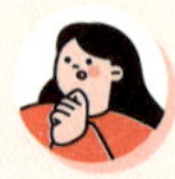

가슴 확대를 돕는다고 주장하는 다양한 보충제들이 시중에 나와 있다. 이러한 보충제들은 주로 식물성 에스트로겐피토에스트로겐이나 다른 천연 성분을 포함하고 있다. 가장 일반적인 성분인 피토에스트로겐은 식물에서 발견되는 화합물로, 체내에서 에스트로겐과 유사한 작용을 할 수 있다. 피토에스트로겐이 함유된 보충제는 유방 조직의 성장을 촉진시킨다고 주장한다.

대표적인 피토에스트로겐 성분으로는 페뉴그릭, 팔메토, 레드 클로버, 그리고 푸에라리아 미리피카 등이 있다. 페뉴그릭은 전통적으로 유방 크기를 증가시키는 데 사용되었으며, 팔메토는 호르몬 균형을 돕는다고 알려져 있다. 레드 클로버는 고농도의 피토에스트로겐을 함유하고 있고, 푸에라리아 미리피카는 태국에서 자생하는 식물로 에스트로겐 유사 작용을 한다.

하지만, 이러한 보충제들의 효과와 안전성에 대한 과학적 근거는 제한적이다. 제조사들은 피토에스트로겐이 잠재적으로 유방 건강에 가져다주는 이점을 강조하지만, 피토에스트로겐이 실제로 가슴 성장을 촉진하는지는 명확하지 않다.

오히려 부작용이 있을 수 있으며, 와파린과 같은 혈액 희석제를 복용 중이라면 심각한 약물 상호작용이 발생할 수 있다. 일부 처방약, 예를 들어 호르몬 요법에스트로겐, 피임약 및 선택적 세로토닌 재흡수 억제제로 알려진 특정 항우울제는 가슴 확대를 부작용으로 유발할 수 있다고 알려져 있다. 그러나 이러한 약물의 성분은 일반 가슴 확대 보충제에서 찾을 수 없다.

또한 보충제의 안전성은 제조사와 제품에 따라 크게 다를 수 있다. 임신 중이거나 모유 수유 중인 여성, 또는 호르몬 민감성 질환(예: 유방암, 자궁내막증)을 가진 여성은 이러한 보충제를 신중하게 선택해야 한다.

가슴 확대에 관심이 있다면, 의사와 상담해 유방 보형물과 같은 더 효과적인 옵션에 대해 논의하는 것이 좋다.

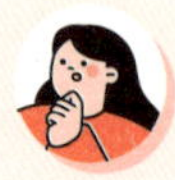

　가슴 보형물의 파열의 원인에는 여러 가지가 있다. 유방 임플란트의 파열은 다양한 원인으로 발생할 수 있기 때문이다. 식염수와 실리콘 임플란트 모두 외부 실리콘 껍질이 찢어지거나 구멍이 나면 파열될 수 있으며, 식염수 임플란트는 밸브가 고장나서 누출될 수도 있다. 식염수 임플란트가 파열되면 식염수가 빠르게 빠져나와 임플란트 백이 꺼지게 되며, 이 식염수는 몸에 흡수된다. 실리콘 임플란트가 파열되면 두꺼운 젤이 천천히 빠져나와 바로 알아차리기 어려울 수 있다.

　가슴 보형물이 파열될 경우, 식염수 보형물인지 실리콘 보형물인지에 따라 치료 접근 방법이 다르다. 식염수 보형물이 파열되면, 보형물이 납작해지며 유방의 크기와 모양이 변한다. 누출된 식염수는 체내에 흡수되지만, 실리콘 껍질을 제거하기 위해 수술이 필요하다. 반면 실리콘 보형물이 파열될 경우, 젤이 천천히 새어 나오며 체내에 흡수되지 않는다. 실리콘 젤이 흉터 조직 내에 갇혀 있어 파열된 것을 알아차리지 못할 수 있다. 실리콘 젤이 건강에 큰 문제를 일으키지는 않는다고 생각되지만, 다른 신체 부위로 이동할 수 있어 주의가 필요하다.

보통의 경우 가슴 보형물이 파열되어도 증상으로 나타나진 않는다. 초음파나 MRI가 보형물의 누출 여부를 확인하는 데 가장 좋은 방법이며, 무증상 파열의 가능성 때문에 FDA에서는 실리콘 보형물을 가진 여성의 경우 정기적인 유방 MRI를 권장하고 있다.

가슴 보형물이 삽입되면, 몸은 보형물 주위에 섬유성 캡슐을 형성한다. 섬유성 캡슐 내에서 가슴 보형물의 파열이 발생하면 캡슐 내 파열Intracapsular Rupture이라고 하며, 실리콘이 섬유성 캡슐 밖으로 누출되면 이를 캡슐 외 파열Extracapsular Rupture이라고 한다. 캡슐 외 파열이 발생하면 실리콘 젤이 주변 조직으로 누출되어 국소 조직과 반응을 일으키며 흉터를 형성할 수 있다.

가슴 보형물이 파열되면 식염수가 실리콘 보형물 모두 건강 상태가 허락하는 한 제거해야 한다. 양쪽 유방에 보형물이 있고, 한쪽만 파열된 경우에도 성형외과 의사는 양쪽 모두를 제거할 것을 권고할 수 있다. 가슴 보형물의 파열로 기존의 보형물을 제거하는 동시에 새로운 보형물을 삽입할 수도 있으며, 이러한 경우 다른 유형의 보형물로 변경할 수도 있다.

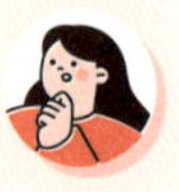

"가슴 수술을 했는데도 모유 수유가 가능할까요?"

이는 가슴 성형 수술을 받은 많은 여성들이 임신을 계획하면서 가장 걱정하는 질문 중 하나다. 결론부터 말하면, 대부분의 경우 가능하다.

모유 수유가 어떻게 이루어지는지 먼저 이해해보겠다. 모유는 유선 조직에서 생성되고 유관을 통해 유두로 분비된다. 여기서 중요한 것은 보형물의 위치다. 유선 조직 밑에는 대흉근이라는 두터운 근육이 있고, 그 아래로 보형물이 위치한다.

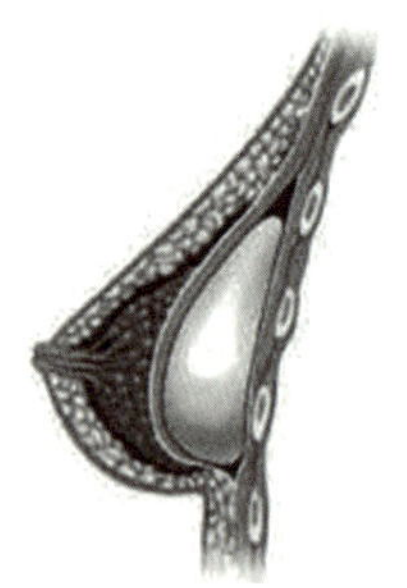 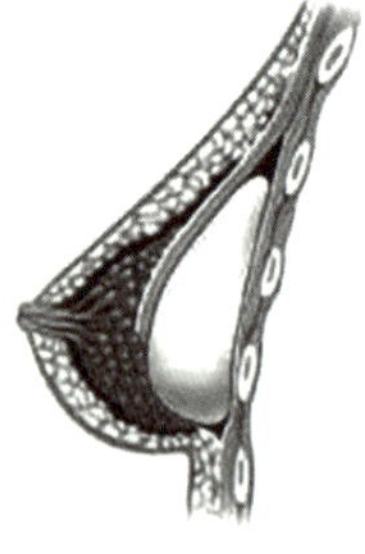 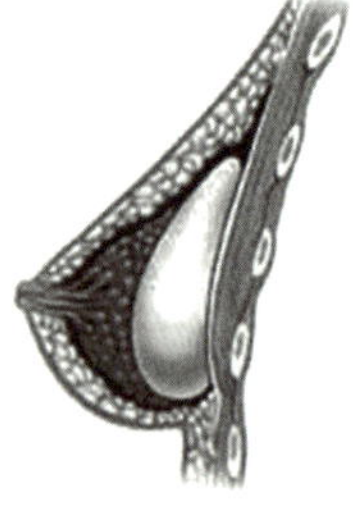

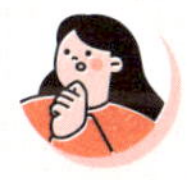

Q. 유두 피어싱은 안전한가요?

유두 피어싱은 자신만의 개성을 표현하는 방식 중 하나로, 점점 더 많은 사람들이 선택하고 있다. 현재까지의 연구에 따르면 유두 피어싱이 유방암을 직접적으로 유발한다는 과학적 근거는 없다. 하지만 몇 가지 주의할 점은 분명 존재한다.

무엇보다 피어싱 부위에 감염이 생길 가능성이 가장 흔한 부작용이다. 감염이 발생하면 발적, 붓기, 통증, 열감, 고름 등이 동반될 수 있으며, 심한 경우 농양으로 진행될 수 있다. 따라서 시술 전후로 위생 관리를 철저히 하는 것이 중요하다. 피어싱을 시행하는 장소가 위생적으로 관리되고, 사용하는 도구가 적절히 소독되었는지를 반드시 확인해야 한다. 또한 본인이 금속 알레르기가 있는지 미리 확인하고, 알레르기 반응을 최소화할 수 있는 티타늄이나 니오븀 등의 재질을 사용하는 것이 권장된다.

피어싱 이후에는 청결 유지가 필수적이다. 피어싱 부위를 만지기 전에는 반드시 손을 씻고, 상처가 완전히 아물 때까지 하루 두 번 정도 소독하는 것이 바람직하다. 사람에 따라 켈로이드나 과도한 흉터 조직이 생길 수 있으므로, 피부가 치유되는 동안 자극을 피하고 필요 시 흉터 관리 제품을 사용하는 것도 도움이 된다.

또한 유두 피어싱은 자가검진이나 영상 검사에 영향을 줄 수 있다. 피어싱 자체가 유방 조직을 덮거나 눌러 유방의 변화를 감지하기 어렵게 만들 수 있고, 유방 촬영(맘모그램)이나 초음파 검사 시 영상에 혼선을 줄

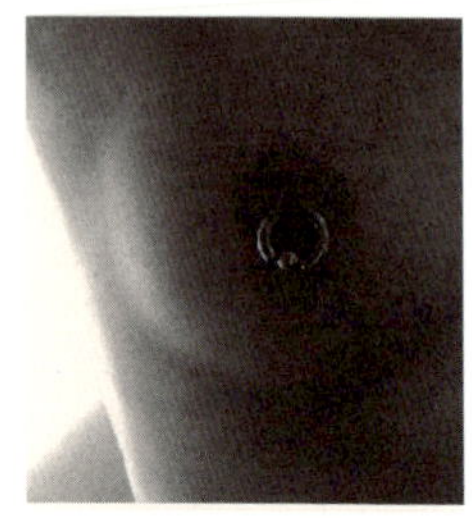

수 있다. 따라서 검사를 받을 때는 반드시 의료진에게 피어싱 여부를 알리는 것이 중요하다.

수유를 계획 중이거나 현재 모유 수유 중이라면 유두 피어싱은 특히 신중하게 고려해야 한다. 피어싱으로 인한 흉터 조직이 유관^{젖샘관}을 막거나 신경을 손상시키면 모유 분비에 영향을 줄 수 있다. 또한 피어싱 장신구가 아기의 밀착을 방해하거나 헐거워진 경우, 아기가 삼키거나 질식할 위험도 있다. 이런 이유로 임신 중이거나 수유를 앞두고 있다면 피어싱을 피하고, 수유가 완전히 끝난 뒤 수개월이 지나 피부가 안정된 이후에 시술을 고려하는 것이 좋다.

결론적으로 유두 피어싱은 적절한 관리 아래 시행된다면 비교적 안전한 시술이지만, 감염, 흉터, 진단상의 혼선, 수유와 관련된 문제 등 다양한 측면에서 충분한 이해와 신중한 판단이 필요하다.

 가슴이 너무 커서 줄이고 싶어요

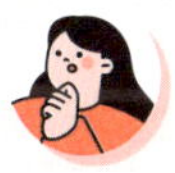

큰 가슴을 가진 경우 단순히 외모의 문제를 넘어, 건강과 일상 생활에서 여러 가지 어려움을 겪기도 한다. 큰 가슴으로 인해 허리와 목의 통증을 경험하거나, 피부 문제가 발생하기도 하고, 운동 시 불편함을 겪을 수도 있다. 큰 가슴은 체중의 중심을 앞쪽으로 이동시켜 척추와 목에 과도한 부담을 주며 통증을 유발할 수 있어 주의가 필요하다. 또한 가슴 아래 피부가 접히면서 땀띠나 습진 같은 피부 문제가 생길 수 있고, 활동적인 움직임이나 운동을 할 때 불편을 줄 수 있다.

가슴축소수술Reduction Mammoplasty이란?

큰 가슴으로 인한 신체적 어려움을 해결하기 위한 방법으로 가슴축소수술을 고려해볼 수 있다. 가슴축소수술은 유방 조직과 피부를 제거해 가슴의 크기와 무게를 줄이는 성형수술이다. 이는 기능적 문제와 미용적 문제를 모두 해결할 수 있는 효과적인 방법으로, 일반적으로 전신마취하에 진행된다.

수술 과정은 다음과 같다. 먼저 절개를 통해 수술이 시작된다. 주로 유두 주변, 수직 절개, 가로 절개 등 3가지 절개 방법이 사용되며,

절개 위치와 길이는 환자의 상태에 따라 결정된다. 이후 유방조직의 일부, 지방, 피부를 제거한다. 필요시 유두와 유륜의 위치를 조정해 자연스럽고 균형 잡힌 형태로 재구성할 수 있다. 이후 가슴의 새로운 형태를 만들고 절개 부위를 봉합하여 수술을 마무리한다.

가슴축소수술 후 관리

가슴축소수술 후에도 유방 초음파 검사는 중요한 역할을 한다. 이는 수술 후 합병증을 감지하고 조직의 회복 상태를 평가하며 유방 조직의 변화를 모니터링하는 데 도움을 준다.

가슴축소수술 후에는 다양한 합병증이 발생할 수 있다. 수술 부위에 혈액이 고인 혈종이 발생한 경우, 초음파를 통해 혈종의 존재와 크기를 정확하게 파악할 수 있어 반드시 점검해야 한다. 또한 수술 후 조직 사이에 체액이 고이는 경우에도 초음파를 통해 체액 저류의 유무를 확인하고 배액이 필요한지 판단할 수 있다.

유방 초음파를 통해 수술 후 유방 조직의 회복 상태를 평가할 수도 있다. 수술 부위의 봉합 상태를 확인하고 유방 조직의 밀도와 양상 등을 확인해 제대로 치유되고 있는지를 모니터링해야 한다.

가슴축소수술은 큰 가슴을 가진 여성들의 어려움을 해결할 수 있는 효과적인 방법이다. 수술 후 유방 초음파를 통해 합병증을 조기에 발견하고 조직의 회복상태를 평가하며, 유방 조직의 변화를 지속적으로 모니터링함으로써 건강한 회복을 도모할 수 있다. 큰 가슴으로

　　　　　불안해지기 전에 읽는 유방 이야기

인해 불편을 겪고 있다면 의료전문가와 상담하여 적절한 해결책을

찾는 것이 중요하다.

진료실에서 유방 검사를 하는 10분 남짓한 시간, 어떤 분에게는 초조하고 어떤 분에게는 안도가 되는 시간이기도 합니다. 어두운 검사실에서 초음파를 하다 보면, 외래에서 미처 묻지 못했던 질문들이 조심스레 흘러나옵니다.

"선생님, 제 딸도 저처럼 될까요?"

"수유할 때 아팠던 기억이 아직도 생생한데, 그게 지금 영향을 미칠까요?"

"엄마가 유방암이셨거든요. 저도…?"

그 다양하면서도 닮아 있는 물음들을 들으며, 궁금증을 풀어줄 안내서가 있으면 좋겠다는 생각을 하곤 했습니다. 그리고 무엇보다, 딸에게 물려줄 수 있는, 세대를 잇는 건강한 지혜가 담긴 책이 있으면 좋겠다고 생각했습니다.

여성에게 있어 가슴은 모든 연령대를 막론하고 특별한 의미를 가집니다. 생명을 품고, 키우고, 사랑을 전하는 그 특별함. 이 책의 정

보들이 그 의미를 더 빛나게 하고, 불안을 덜어내며, 당신과 당신이
사랑하는 이들이 더 건강하고 행복한 삶을 살아가는 데 작은 힘이 되
길 바랍니다.

"당신의 가슴을, 그리고 그 가슴이 품은 모든 사랑을 응원합니다!"